Livre de bord de la migraine

Ce livre appartient à :

Lorsque vous pouvez identifier l'endroit où vous avez mal, cela peut vous aider à comprendre pourquoi vous avez mal. Ce livre peut vous aider à suivre l'évolution de vos symptômes et vous aider à trouver un soulagement efficace ou à décider si vous devez consulter un médecin.

Livre de bord de la migraine

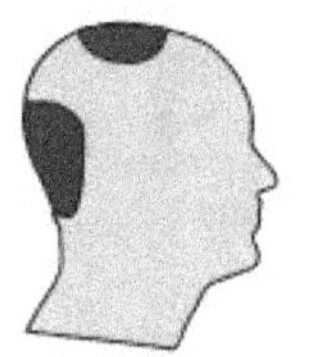 Cou
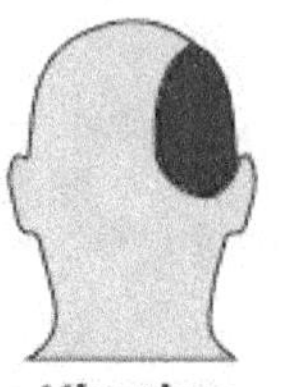 Migraine
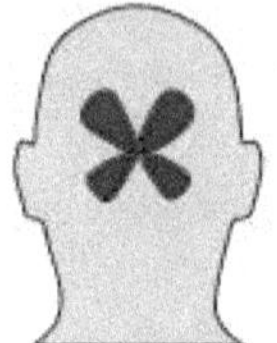 Sinus
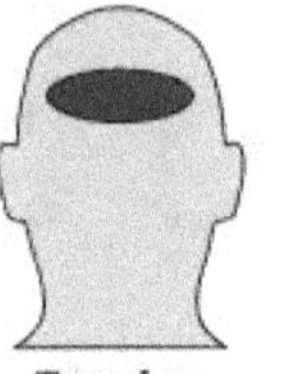 Tension
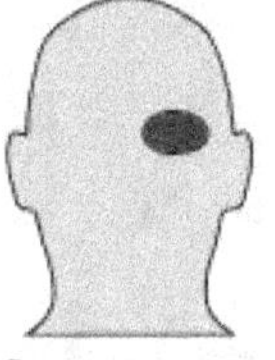 Groupement
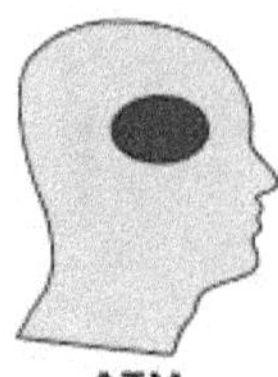 ATM

DATE: _______________   TEMPS [ ]: _______________ _______________

☐ ☐ ☐ ☐ ☐ ☐   🌡 _______________

Sévérité de la douleur

1	2	3	4	5	6	7	8	9	10

Déclencheurs

☐ La faim	☐ Insomnie
☐ Lumières vives	☐ Maladie
☐ Café	☐ Fatigue
☐ Stress au travail	☐ Odeurs/ Parfums
☐ Strss à la maison	☐ Motion
☐ Repas sautés	☐ Fatigue des yeux
☐ Anxiété	☐ _______________

Mesures d'allègement

Médicament	
L'eau	
Sommeil	
Exercer	
Autres	
Autres	

Notes: _______________

Livre de bord de la migraine

Livre de bord de la migraine

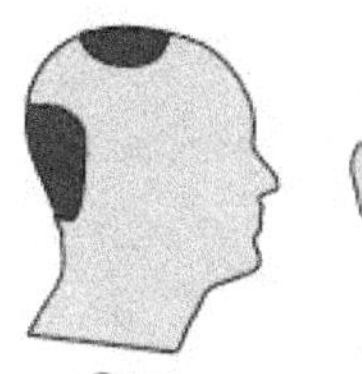
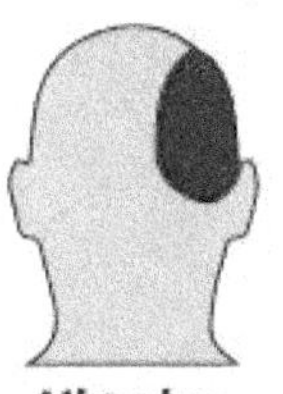
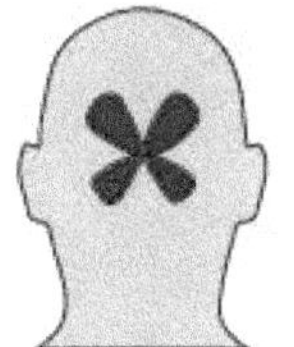
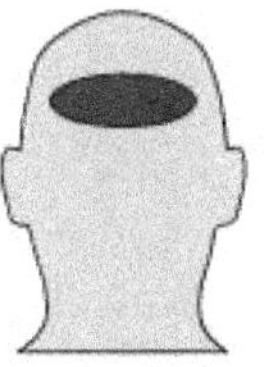
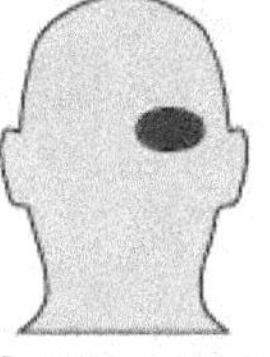
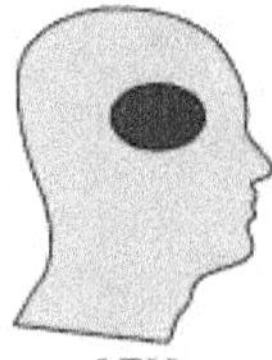

Cou	Migraine	Sinus	Tension	Groupement	ATM

DATE: _____________   TEMPS [ ]: _____________

☐ ☐ ☐ ☐ ☐ ☐   _____________

Sévérité de la douleur

1	2	3	4	5	6	7	8	9	10

Déclencheurs

☐ La faim	☐ Insomnie
☐ Lumières vives	☐ Maladie
☐ Café	☐ Fatigue
☐ Stress au travail	☐ Odeurs/ Parfums
☐ Strss à la maison	☐ Motion
☐ Repas sautés	☐ Fatigue des yeux
☐ Anxiété	☐ _____________

Mesures d'allègement

Médicament	
L'eau	
Sommeil	
Exercer	
Autres	
Autres	

Notes: _____________

Livre de bord de la migraine

Livre de bord de la migraine

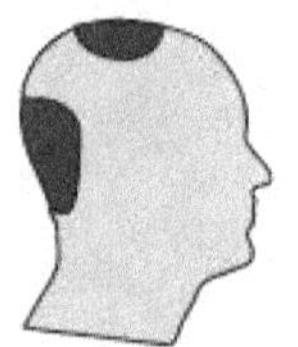 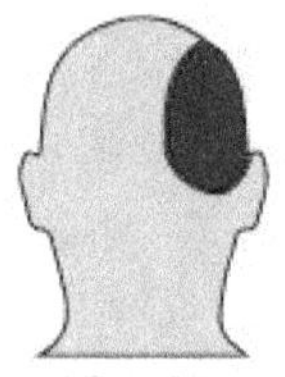 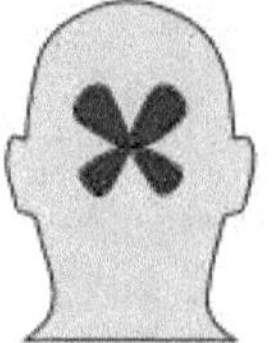 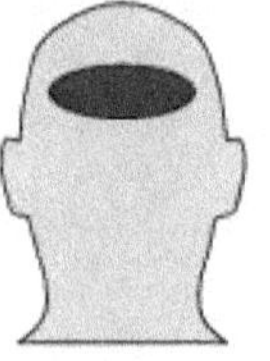 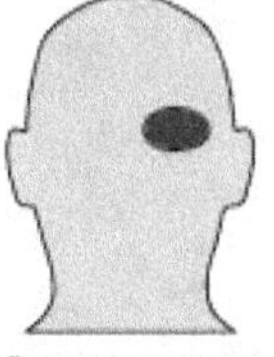 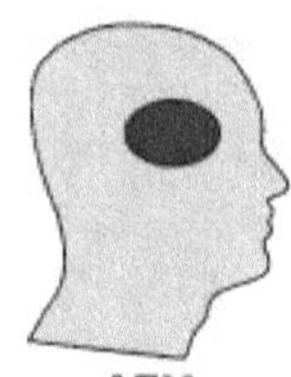

| Cou | Migraine | Sinus | Tension | Groupement | ATM |

DATE: _________________   **TEMPS [ ]:** __________ __________

☐   ☐   ☐   ☐   ☐   ☐   🌡 __________

Sévérité de la douleur

1	2	3	4	5	6	7	8	9	10

Déclencheurs

☐ La faim	☐ Insomnie
☐ Lumières vives	☐ Maladie
☐ Café	☐ Fatigue
☐ Stress au travail	☐ Odeurs/ Parfums
☐ Strss à la maison	☐ Motion
☐ Repas sautés	☐ Fatigue des yeux
☐ Anxiété	☐ __________________

Mesures d'allègement

Médicament	
L'eau	
Sommeil	
Exercer	
Autres	
Autres	

Notes: ____

Livre de bord de la migraine

Livre de bord de la migraine

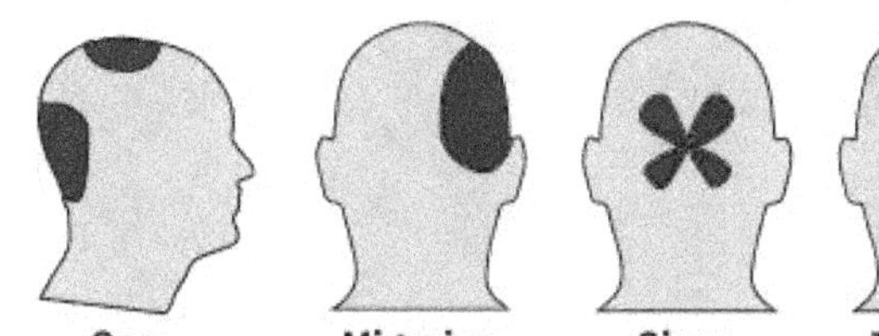

| Cou | Migraine | Sinus | Tension | Groupement | ATM |

DATE: _______________ **TEMPS [ ]:** _______________ _______________

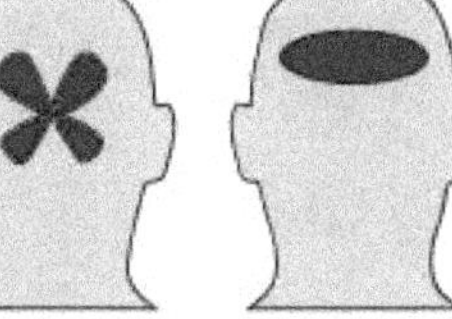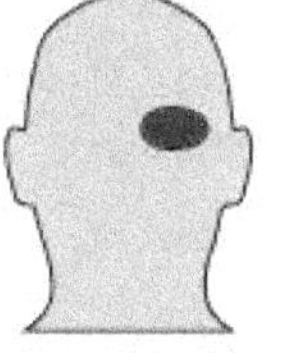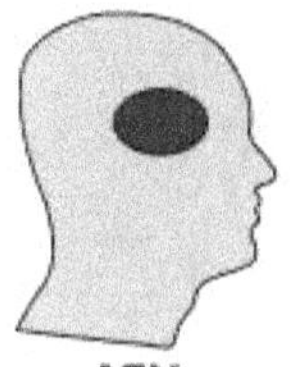

☐ ☐ ☐ ☐ ☐ ☐

Sévérité de la douleur

1	2	3	4	5	6	7	8	9	10

Déclencheurs

☐ La faim	☐ Insomnie
☐ Lumières vives	☐ Maladie
☐ Café	☐ Fatigue
☐ Stress au travail	☐ Odeurs/ Parfums
☐ Strss à la maison	☐ Motion
☐ Repas sautés	☐ Fatigue des yeux
☐ Anxiété	☐ _______________

Mesures d'allègement

Médicament	
L'eau	
Sommeil	
Exercer	
Autres	
Autres	

Notes: _______________

Livre de bord de la migraine
Livre de bord de la migraine

Livre de bord de la migraine

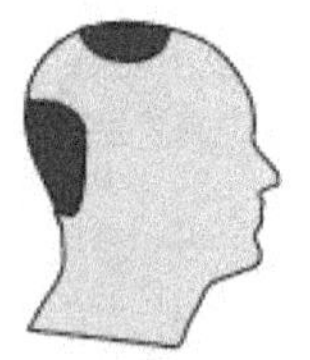
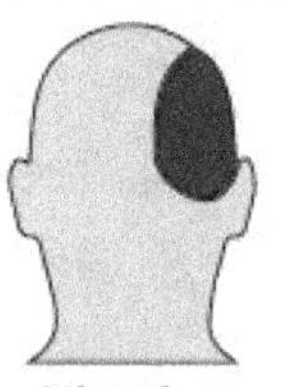
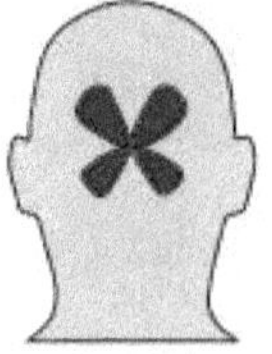
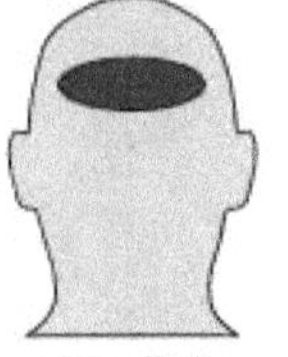
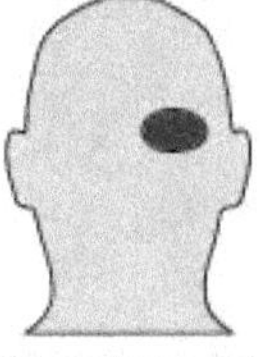
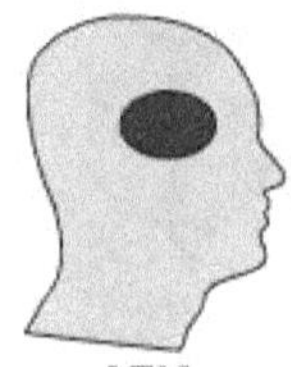

Cou	Migraine	Sinus	Tension	Groupement	ATM

DATE: ________________   TEMPS [ ]: ____________   ____________

☐ ☐ ☐ ☐ ☐ ☐

Sévérité de la douleur

1	2	3	4	5	6	7	8	9	10

Déclencheurs

☐ La faim	☐ Insomnie
☐ Lumières vives	☐ Maladie
☐ Café	☐ Fatigue
☐ Stress au travail	☐ Odeurs/ Parfums
☐ Strss à la maison	☐ Motion
☐ Repas sautés	☐ Fatigue des yeux
☐ Anxiété	☐ ________________

Mesures d'allègement

Médicament	
L'eau	
Sommeil	
Exercer	
Autres	
Autres	

Notes: ________________________________

Livre de bord de la migraine

Livre de bord de la migraine

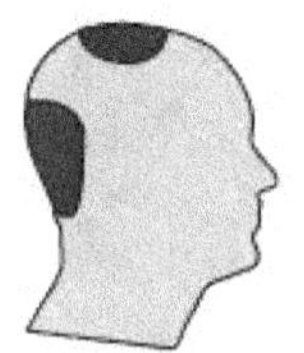
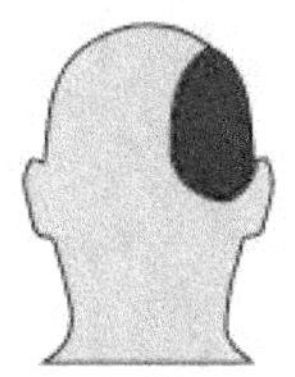
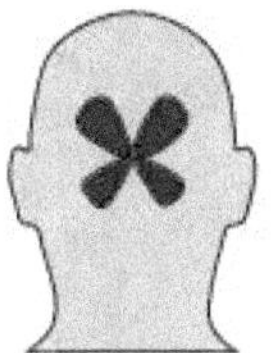
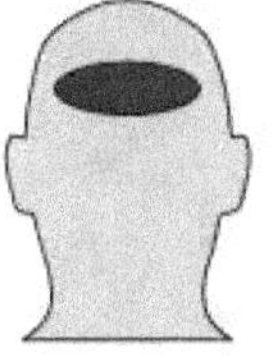
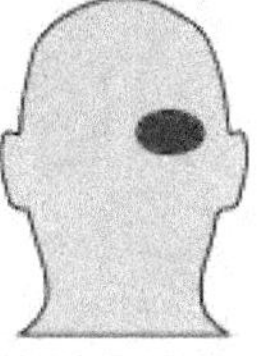
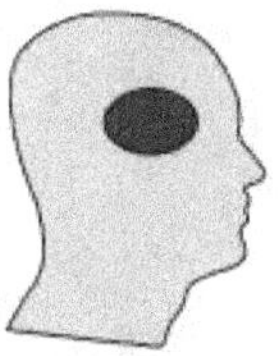

| Cou | Migraine | Sinus | Tension | Groupement | ATM |

DATE: _________________   TEMPS [ ]: _____________   _____________

Sévérité de la douleur

| 1 | 2 | 3 | 4 | 5 | 6 | 7 | 8 | 9 | 10 |

Déclencheurs

- ☐ La faim
- ☐ Lumières vives
- ☐ Café
- ☐ Stress au travail
- ☐ Strss à la maison
- ☐ Repas sautés
- ☐ Anxiété

- ☐ Insomnie
- ☐ Maladie
- ☐ Fatigue
- ☐ Odeurs/ Parfums
- ☐ Motion
- ☐ Fatigue des yeux
- ☐ _________________

Mesures d'allègement

Médicament	
L'eau	
Sommeil	
Exercer	
Autres	
Autres	

Notes: _________________________________

Livre de bord de la migraine

Livre de bord de la migraine

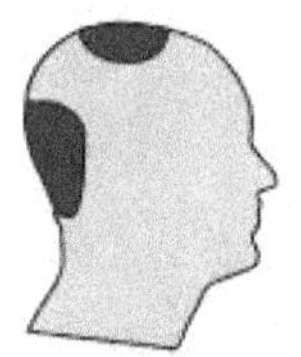 **Cou**
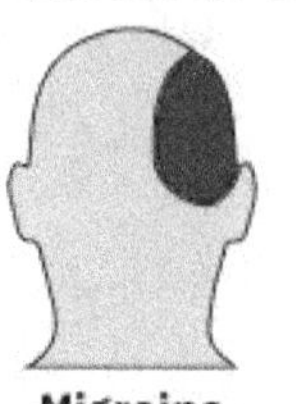 **Migraine**
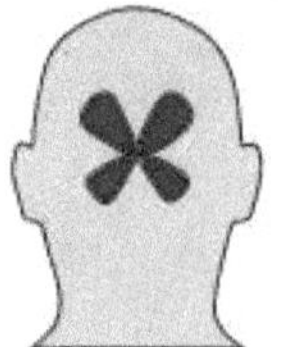 **Sinus**
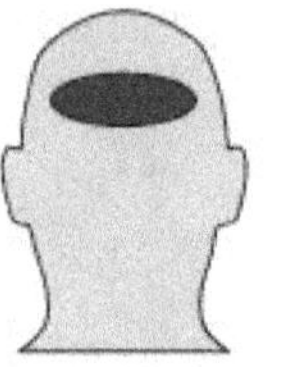 **Tension**
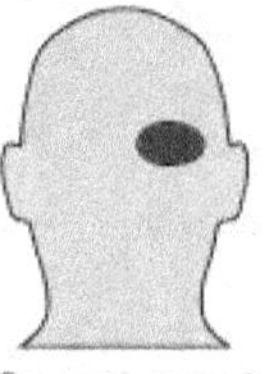 **Groupement**
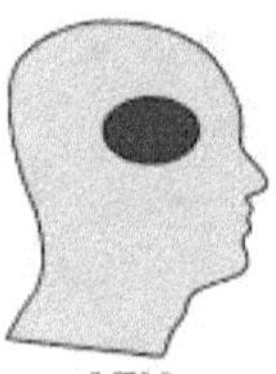 **ATM**

DATE: _____________   **TEMPS [ ]:** __________   __________

☐   ☐   ☐   ☐   ☐   ☐

Sévérité de la douleur

1	2	3	4	5	6	7	8	9	10

Déclencheurs

☐ La faim	☐ Insomnie
☐ Lumières vives	☐ Maladie
☐ Café	☐ Fatigue
☐ Stress au travail	☐ Odeurs/ Parfums
☐ Strss à la maison	☐ Motion
☐ Repas sautés	☐ Fatigue des yeux
☐ Anxiété	☐ ____________

Mesures d'allègement

Médicament	
L'eau	
Sommeil	
Exercer	
Autres	
Autres	

Notes: _______________________________

Livre de bord de la migraine

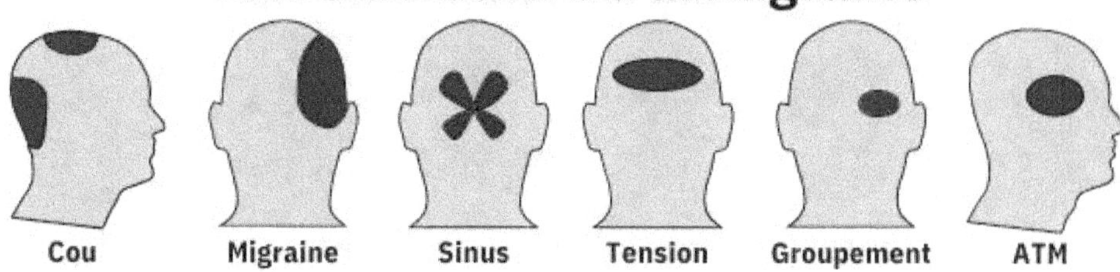

Livre de bord de la migraine

DATE: _______________   **TEMPS [ ]:** _______________ _______________

Sévérité de la douleur

1	2	3	4	5	6	7	8	9	10

Déclencheurs

☐ La faim ☐ Insomnie

☐ Lumières vives ☐ Maladie

☐ Café ☐ Fatigue

☐ Stress au travail ☐ Odeurs/ Parfums

☐ Strss à la maison ☐ Motion

☐ Repas sautés ☐ Fatigue des yeux

☐ Anxiété ☐ _______________

Mesures d'allègement

Médicament	
L'eau	
Sommeil	
Exercer	
Autres	
Autres	

Notes: _______________

Livre de bord de la migraine

Livre de bord de la migraine

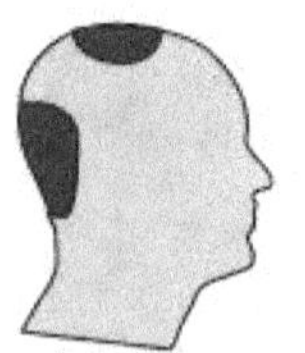 Cou

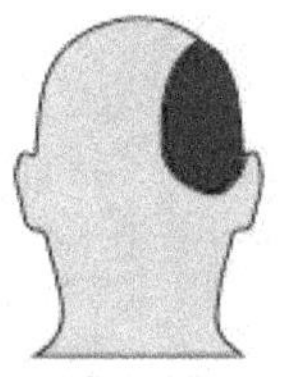 Migraine

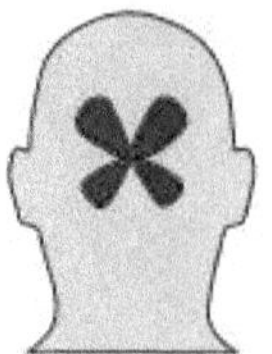 Sinus

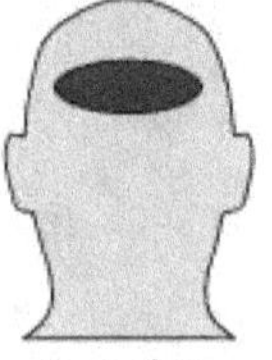 Tension

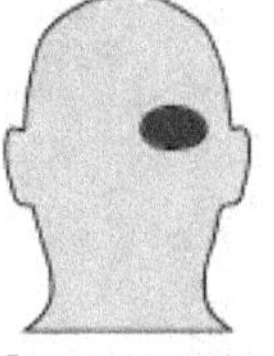 Groupement

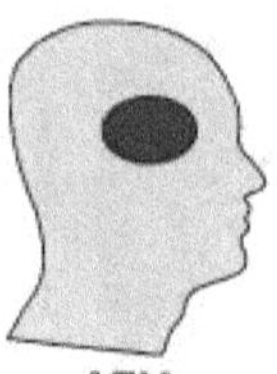 ATM

DATE: _______________   TEMPS [ ]: _____________   _____________

Sévérité de la douleur

1	2	3	4	5	6	7	8	9	10

Déclencheurs

☐ La faim   ☐ Insomnie

☐ Lumières vives   ☐ Maladie

☐ Café   ☐ Fatigue

☐ Stress au travail   ☐ Odeurs/ Parfums

☐ Strss à la maison   ☐ Motion

☐ Repas sautés   ☐ Fatigue des yeux

☐ Anxiété   ☐ _______________

Mesures d'allègement

Médicament	
L'eau	
Sommeil	
Exercer	
Autres	
Autres	

Notes: _______________

Livre de bord de la migraine

Livre de bord de la migraine

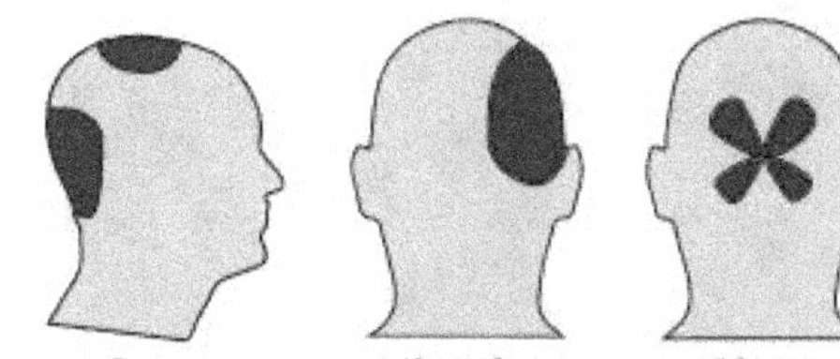 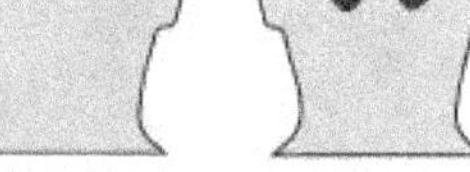 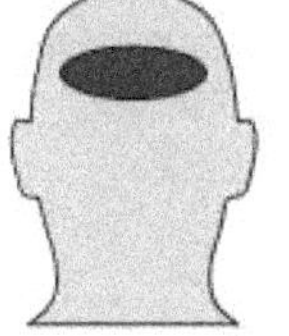 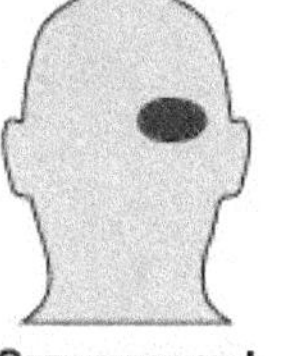 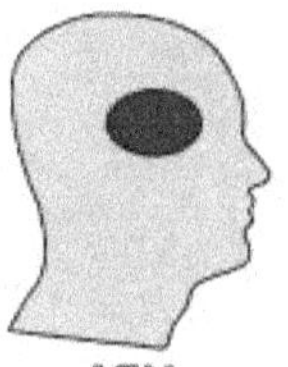

| Cou | Migraine | Sinus | Tension | Groupement | ATM |

DATE: _____________ **TEMPS [ ]:** _____________ _____________

☐ ☐ ☐ ☐ ☐ ☐ 🌡 _____________

Sévérité de la douleur

| 1 | 2 | 3 | 4 | 5 | 6 | 7 | 8 | 9 | 10 |

Déclencheurs

☐ La faim	☐ Insomnie
☐ Lumières vives	☐ Maladie
☐ Café	☐ Fatigue
☐ Stress au travail	☐ Odeurs/ Parfums
☐ Strss à la maison	☐ Motion
☐ Repas sautés	☐ Fatigue des yeux
☐ Anxiété	☐ _______________

Mesures d'allègement

Médicament	
L'eau	
Sommeil	
Exercer	
Autres	
Autres	

Notes: _______________________________

Livre de bord de la migraine

Livre de bord de la migraine

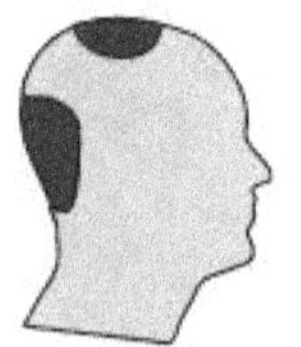
Cou

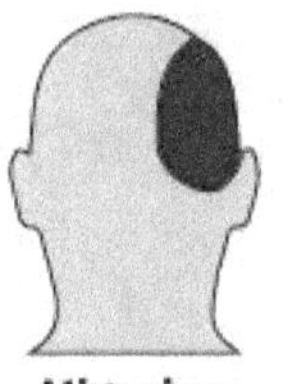
Migraine

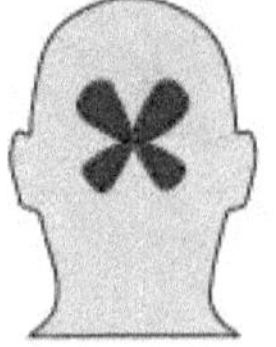
Sinus

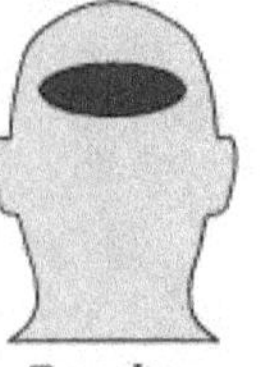
Tension

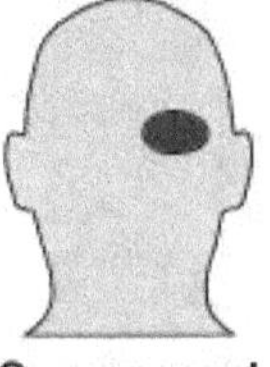
Groupement

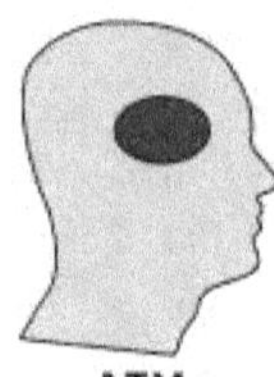
ATM

DATE: __________________   TEMPS [ ]: __________   __________

☐   ☐   ☐   ☐   ☐   ☐   __________

Sévérité de la douleur

1	2	3	4	5	6	7	8	9	10

Déclencheurs

☐ La faim   ☐ Insomnie
☐ Lumières vives   ☐ Maladie
☐ Café   ☐ Fatigue
☐ Stress au travail ☐ Odeurs/ Parfums
☐ Strss à la maison ☐ Motion
☐ Repas sautés   ☐ Fatigue des yeux
☐ Anxiété   ☐ ____________________

Mesures d'allègement

Médicament	
L'eau	
Sommeil	
Exercer	
Autres	
Autres	

Notes: ____

Livre de bord de la migraine

Livre de bord de la migraine

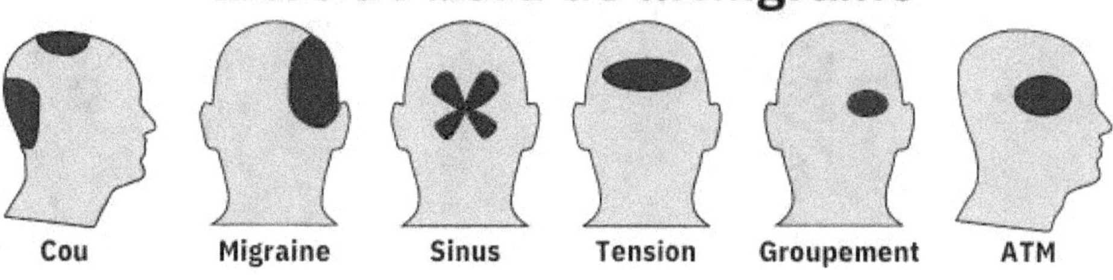

DATE: _____________   TEMPS [ ]: _____________ _____________

☐   ☐   ☐   ☐   ☐   ☐   _____________

Sévérité de la douleur

1	2	3	4	5	6	7	8	9	10

Déclencheurs

☐ La faim ☐ Insomnie
☐ Lumières vives ☐ Maladie
☐ Café ☐ Fatigue
☐ Stress au travail ☐ Odeurs/ Parfums
☐ Strss à la maison ☐ Motion
☐ Repas sautés ☐ Fatigue des yeux
☐ Anxiété ☐ _______________

Mesures d'allègement

Médicament	
L'eau	
Sommeil	
Exercer	
Autres	
Autres	

Notes: _______________________________

Livre de bord de la migraine

Livre de bord de la migraine

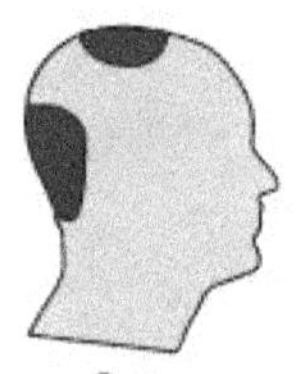
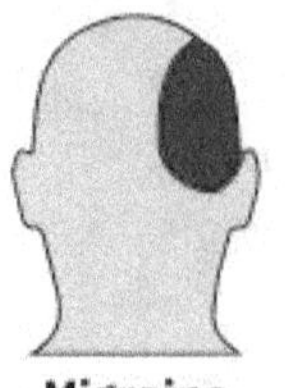
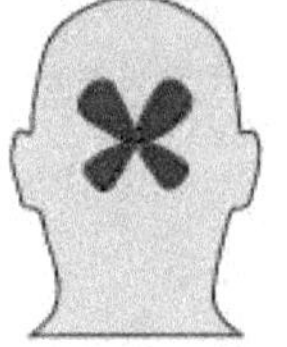
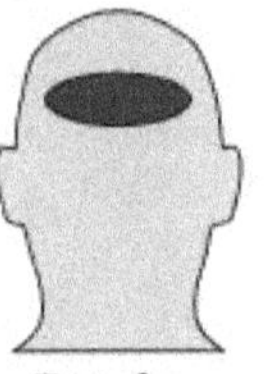
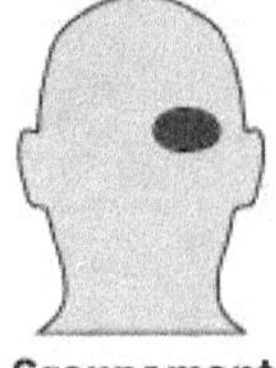
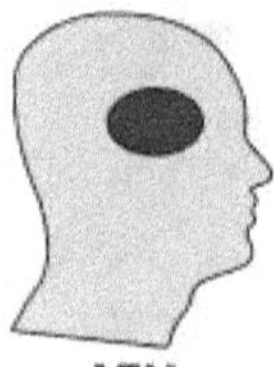

| Cou | Migraine | Sinus | Tension | Groupement | ATM |

DATE: ___________________   **TEMPS [ ]:** ___________   ___________

☐   ☐   ☐   ☐   ☐   ☐   🌡 ___________

Sévérité de la douleur

| 1 | 2 | 3 | 4 | 5 | 6 | 7 | 8 | 9 | 10 |

Déclencheurs

☐ La faim   ☐ Insomnie

☐ Lumières vives   ☐ Maladie

☐ Café   ☐ Fatigue

☐ Stress au travail   ☐ Odeurs/ Parfums

☐ Strss à la maison   ☐ Motion

☐ Repas sautés   ☐ Fatigue des yeux

☐ Anxiété   ☐ ___________________

Mesures d'allègement

Médicament	
L'eau	
Sommeil	
Exercer	
Autres	
Autres	

Notes: _______________________________________

Livre de bord de la migraine

Livre de bord de la migraine

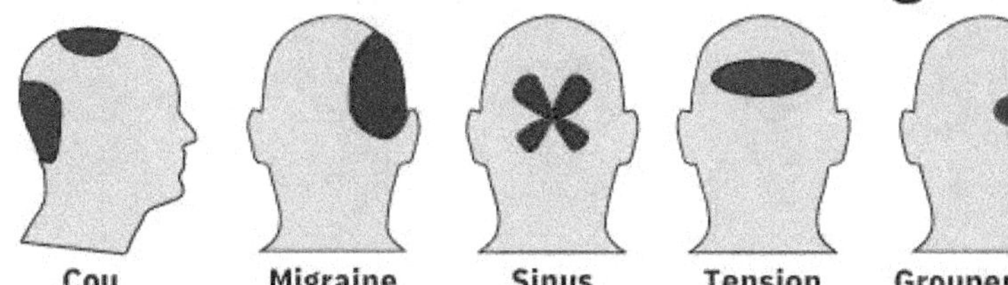

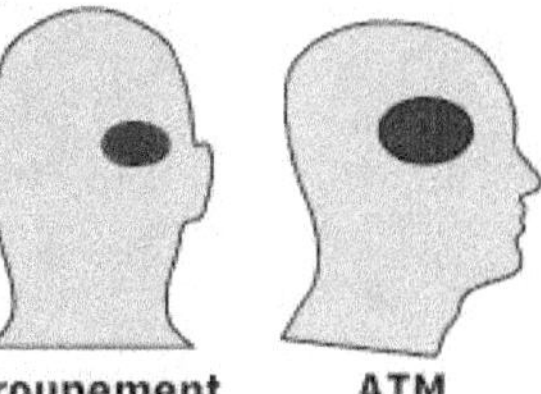

DATE: _______________   TEMPS [ ]: ____________ ____________

Sévérité de la douleur

1	2	3	4	5	6	7	8	9	10

Déclencheurs

☐ La faim   ☐ Insomnie

☐ Lumières vives   ☐ Maladie

☐ Café   ☐ Fatigue

☐ Stress au travail   ☐ Odeurs/ Parfums

☐ Strss à la maison   ☐ Motion

☐ Repas sautés   ☐ Fatigue des yeux

☐ Anxiété   ☐ ______________

Mesures d'allègement

Médicament	
L'eau	
Sommeil	
Exercer	
Autres	
Autres	

Notes: _______________________________

Livre de bord de la migraine

Livre de bord de la migraine

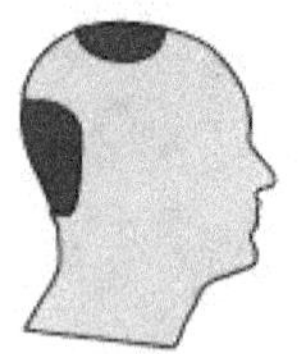 Cou
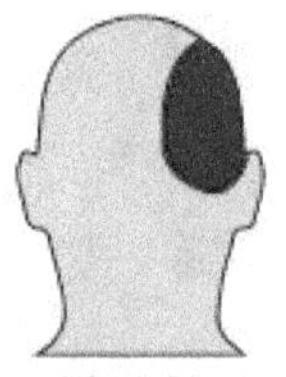 Migraine
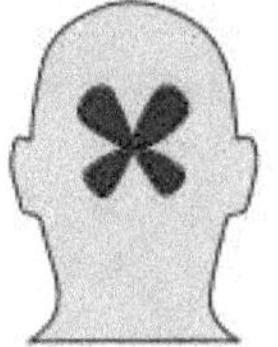 Sinus
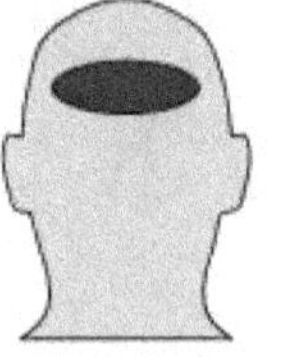 Tension
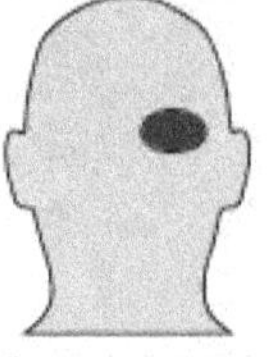 Groupement
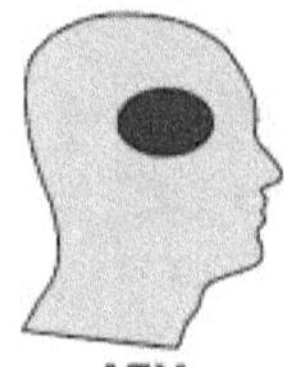 ATM

DATE: _______________   TEMPS [ ]: _________   _________

☐   ☐   ☐   ☐   ☐   ☐   🌡 _________

Sévérité de la douleur

1	2	3	4	5	6	7	8	9	10

Déclencheurs

☐ La faim	☐ Insomnie
☐ Lumières vives	☐ Maladie
☐ Café	☐ Fatigue
☐ Stress au travail	☐ Odeurs/ Parfums
☐ Strss à la maison	☐ Motion
☐ Repas sautés	☐ Fatigue des yeux
☐ Anxiété	☐ _______________

Mesures d'allègement

Médicament	
L'eau	
Sommeil	
Exercer	
Autres	
Autres	

Notes: _______________________________

Livre de bord de la migraine

Livre de bord de la migraine

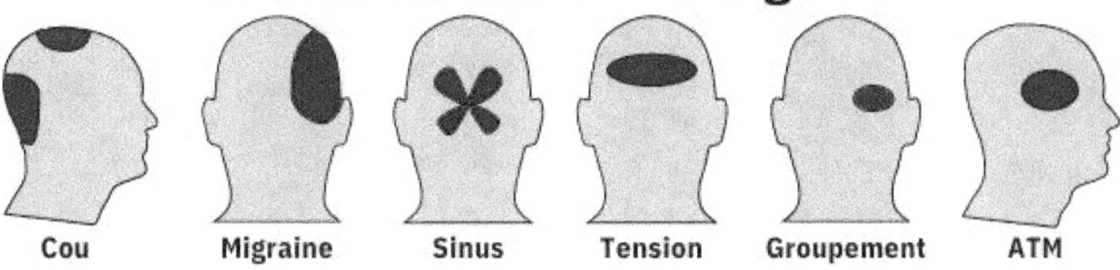

DATE: _______________   TEMPS [ ]: _______________

Sévérité de la douleur

1	2	3	4	5	6	7	8	9	10

Déclencheurs

- ☐ La faim
- ☐ Lumières vives
- ☐ Café
- ☐ Stress au travail
- ☐ Strss à la maison
- ☐ Repas sautés
- ☐ Anxiété

- ☐ Insomnie
- ☐ Maladie
- ☐ Fatigue
- ☐ Odeurs/ Parfums
- ☐ Motion
- ☐ Fatigue des yeux
- ☐ _______________

Mesures d'allègement

Médicament	
L'eau	
Sommeil	
Exercer	
Autres	
Autres	

Notes: ____

Livre de bord de la migraine

Livre de bord de la migraine

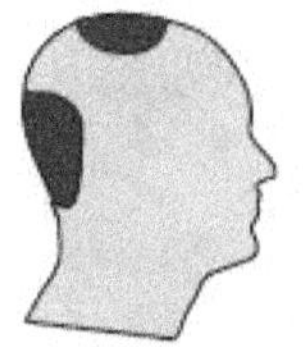 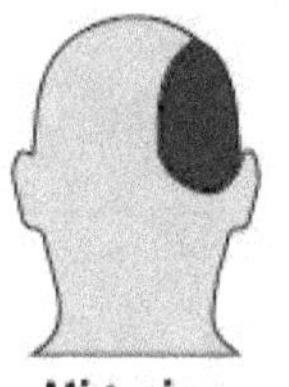 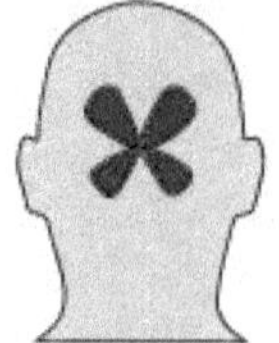 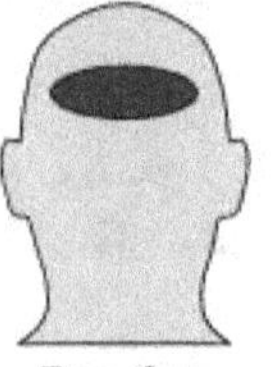 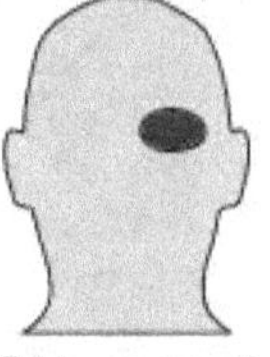 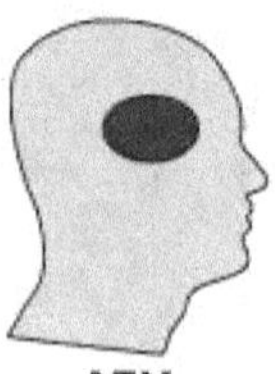

| Cou | Migraine | Sinus | Tension | Groupement | ATM |

DATE: _______________   **TEMPS [ ]:** __________   __________

☐   ☐   ☐   ☐   ☐   ☐   🌡 __________

Sévérité de la douleur

| 1 | 2 | 3 | 4 | 5 | 6 | 7 | 8 | 9 | 10 |

Déclencheurs

☐ La faim   ☐ Insomnie

☐ Lumières vives   ☐ Maladie

☐ Café   ☐ Fatigue

☐ Stress au travail   ☐ Odeurs/ Parfums

☐ Strss à la maison   ☐ Motion

☐ Repas sautés   ☐ Fatigue des yeux

☐ Anxiété   ☐ _______________

Mesures d'allègement

Médicament	
L'eau	
Sommeil	
Exercer	
Autres	
Autres	

Notes: _______________________________________

Livre de bord de la migraine

Livre de bord de la migraine

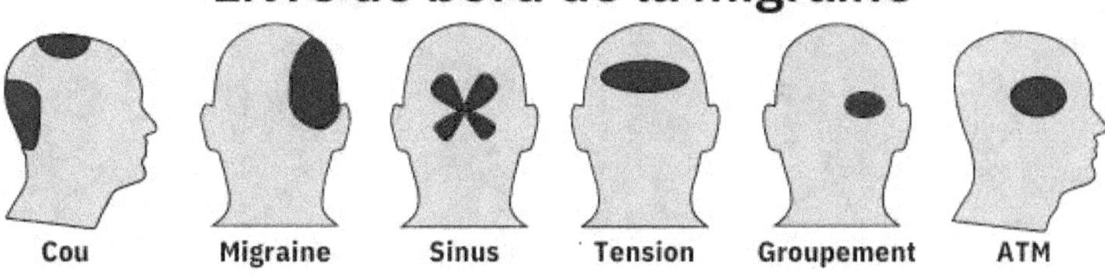

DATE: _______________   TEMPS [ ]: ___________ ___________

Sévérité de la douleur

1	2	3	4	5	6	7	8	9	10

Déclencheurs

- ☐ La faim
- ☐ Lumières vives
- ☐ Café
- ☐ Stress au travail
- ☐ Strss à la maison
- ☐ Repas sautés
- ☐ Anxiété
- ☐ Insomnie
- ☐ Maladie
- ☐ Fatigue
- ☐ Odeurs/ Parfums
- ☐ Motion
- ☐ Fatigue des yeux
- ☐ _______________

Mesures d'allègement

Médicament	
L'eau	
Sommeil	
Exercer	
Autres	
Autres	

Notes: _______________

Livre de bord de la migraine

Livre de bord de la migraine

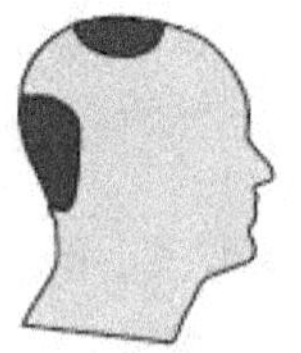 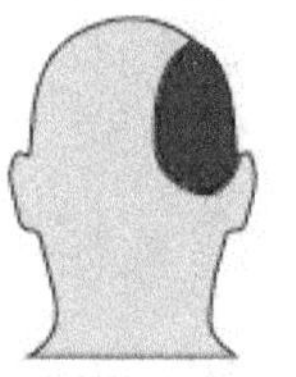 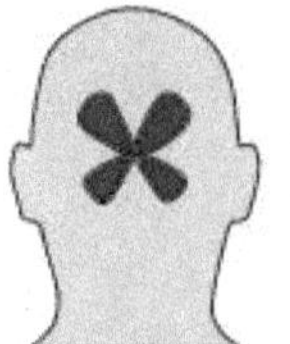 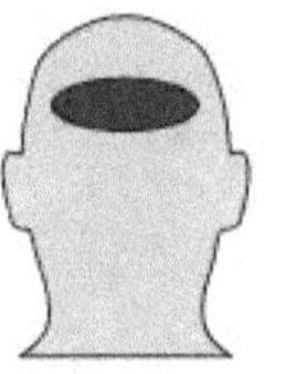 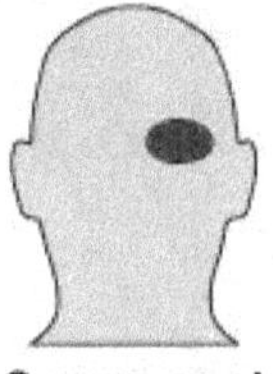 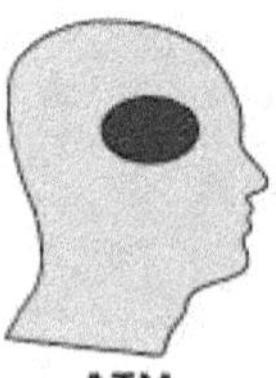

| Cou | Migraine | Sinus | Tension | Groupement | ATM |

DATE: __________________ **TEMPS [ ]:** __________ __________

☐   ☐   ☐   ☐   ☐   ☐

Sévérité de la douleur

1	2	3	4	5	6	7	8	9	10

Déclencheurs

☐ La faim   ☐ Insomnie

☐ Lumières vives   ☐ Maladie

☐ Café   ☐ Fatigue

☐ Stress au travail   ☐ Odeurs/ Parfums

☐ Strss à la maison   ☐ Motion

☐ Repas sautés   ☐ Fatigue des yeux

☐ Anxiété   ☐ ______________

Mesures d'allègement

Médicament	
L'eau	
Sommeil	
Exercer	
Autres	
Autres	

Notes: ______________________________

Livre de bord de la migraine

Livre de bord de la migraine

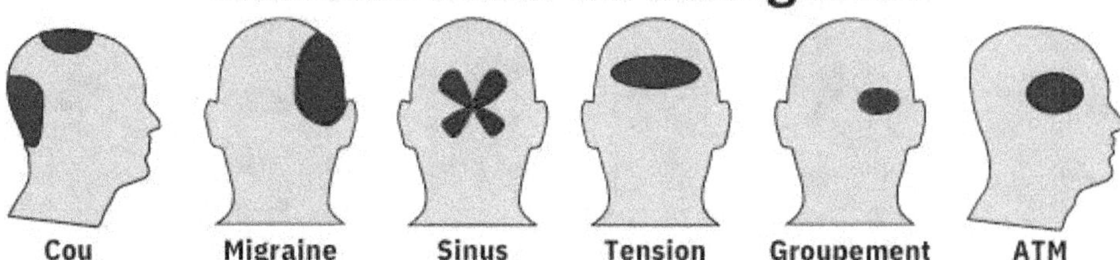

DATE: ______________   TEMPS [ ]: __________ __________

Sévérité de la douleur

1	2	3	4	5	6	7	8	9	10

Déclencheurs

☐ La faim   ☐ Insomnie

☐ Lumières vives   ☐ Maladie

☐ Café   ☐ Fatigue

☐ Stress au travail   ☐ Odeurs/ Parfums

☐ Strss à la maison   ☐ Motion

☐ Repas sautés   ☐ Fatigue des yeux

☐ Anxiété   ☐ ______________

Mesures d'allègement

Médicament	
L'eau	
Sommeil	
Exercer	
Autres	
Autres	

Notes: ____

Livre de bord de la migraine

Livre de bord de la migraine

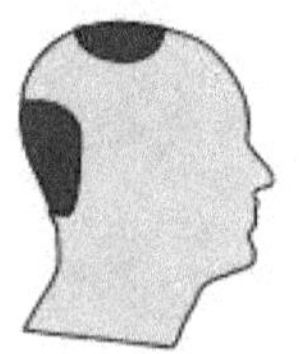 Cou 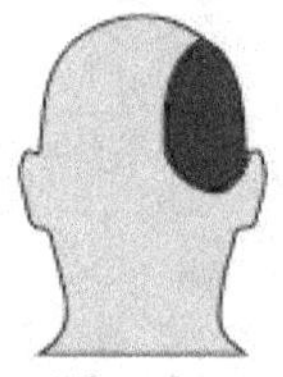 Migraine 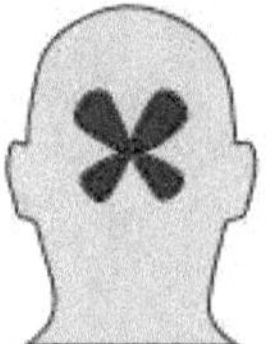 Sinus 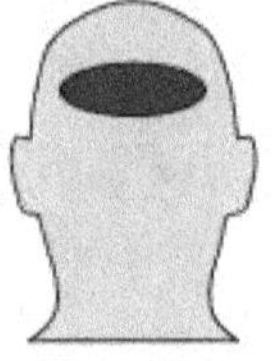 Tension 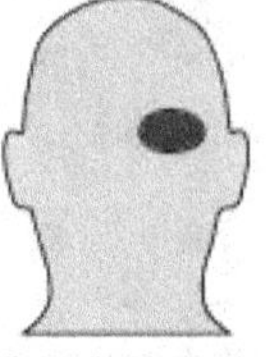 Groupement 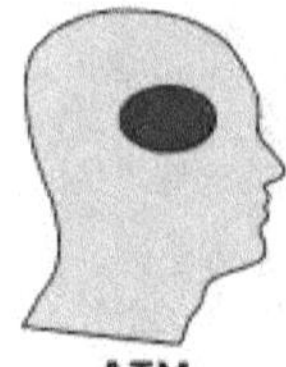 ATM

DATE: _______________   TEMPS [ ]: _________   _________

☀ ☐   ⛅ ☐   🌥 ☐   🌦 ☐   🌧 ☐   🌨 ☐   🌡 _______

Sévérité de la douleur

1	2	3	4	5	6	7	8	9	10

Déclencheurs

☐ La faim	☐ Insomnie
☐ Lumières vives	☐ Maladie
☐ Café	☐ Fatigue
☐ Stress au travail	☐ Odeurs/ Parfums
☐ Strss à la maison	☐ Motion
☐ Repas sautés	☐ Fatigue des yeux
☐ Anxiété	☐ ____________

Mesures d'allègement

Médicament	
L'eau	
Sommeil	
Exercer	
Autres	
Autres	

Notes: _______________________

Livre de bord de la migraine

Livre de bord de la migraine

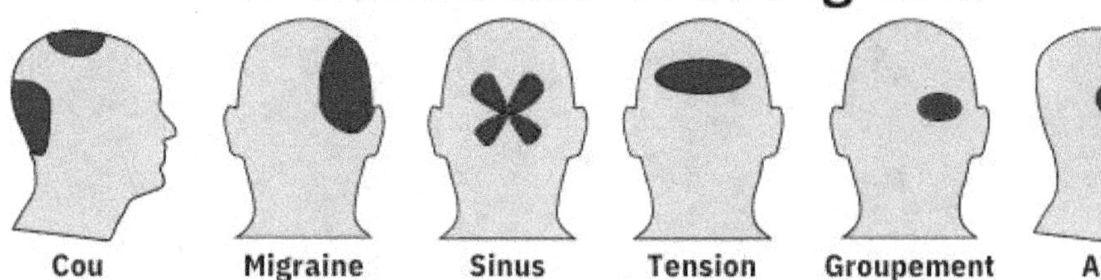

DATE: _______________   TEMPS [ ]: _____________ _____________

Sévérité de la douleur

1	2	3	4	5	6	7	8	9	10

Déclencheurs

☐ La faim ☐ Insomnie

☐ Lumières vives ☐ Maladie

☐ Café ☐ Fatigue

☐ Stress au travail ☐ Odeurs/ Parfums

☐ Strss à la maison ☐ Motion

☐ Repas sautés ☐ Fatigue des yeux

☐ Anxiété ☐ _______________

Mesures d'allègement

Médicament	
L'eau	
Sommeil	
Exercer	
Autres	
Autres	

Notes: _______________________________

Livre de bord de la migraine

Livre de bord de la migraine

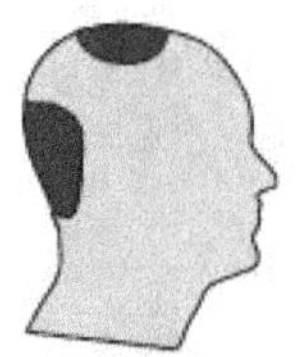 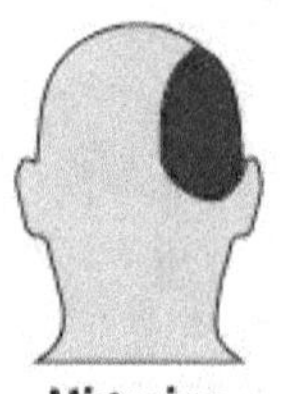 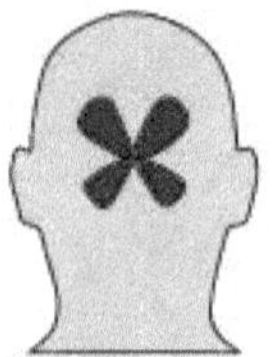 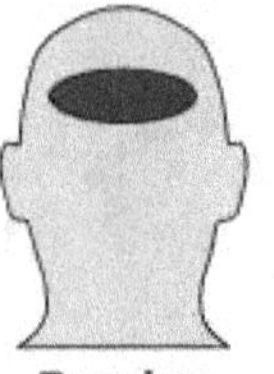 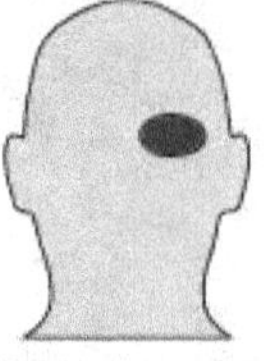 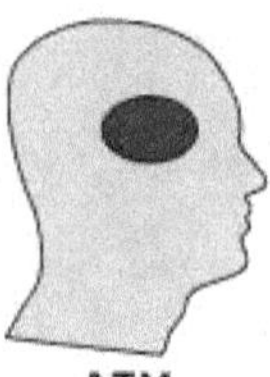

| Cou | Migraine | Sinus | Tension | Groupement | ATM |

DATE: _______________ **TEMPS [ ]:** _________ _________

☐ ☐ ☐ ☐ ☐ ☐ 🌡 _________

Sévérité de la douleur

| 1 | 2 | 3 | 4 | 5 | 6 | 7 | 8 | 9 | 10 |

Déclencheurs

☐ La faim ☐ Insomnie

☐ Lumières vives ☐ Maladie

☐ Café ☐ Fatigue

☐ Stress au travail ☐ Odeurs/ Parfums

☐ Strss à la maison ☐ Motion

☐ Repas sautés ☐ Fatigue des yeux

☐ Anxiété ☐ _______________

Mesures d'allègement

Médicament	
L'eau	
Sommeil	
Exercer	
Autres	
Autres	

Notes: _______________________________

Livre de bord de la migraine

Livre de bord de la migraine

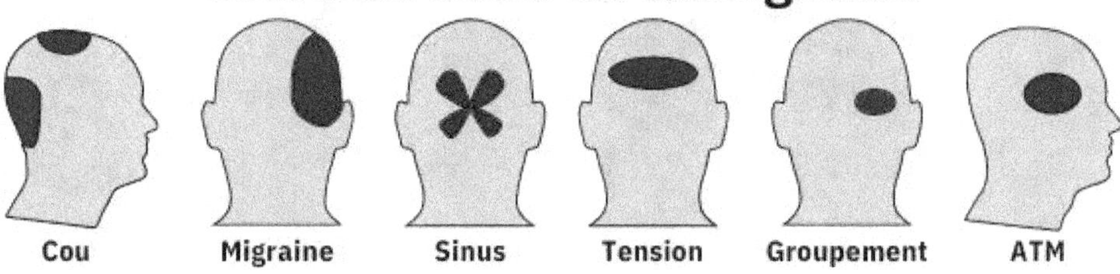

DATE: _______________   TEMPS [ ]: _____________   _____________

☐   ☐   ☐   ☐   ☐   ☐   _____________

Sévérité de la douleur

1	2	3	4	5	6	7	8	9	10

Déclencheurs

☐ La faim   ☐ Insomnie

☐ Lumières vives   ☐ Maladie

☐ Café   ☐ Fatigue

☐ Stress au travail   ☐ Odeurs/ Parfums

☐ Strss à la maison   ☐ Motion

☐ Repas sautés   ☐ Fatigue des yeux

☐ Anxiété   ☐ _______________

Mesures d'allègement

Médicament	
L'eau	
Sommeil	
Exercer	
Autres	
Autres	

Notes: _______________________

Livre de bord de la migraine

Livre de bord de la migraine

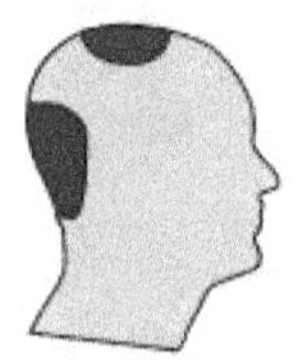 Cou 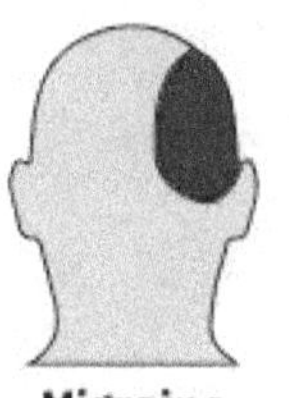 Migraine 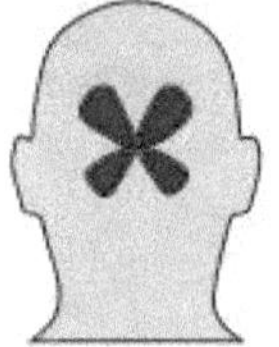 Sinus 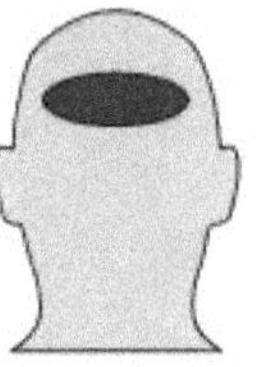 Tension 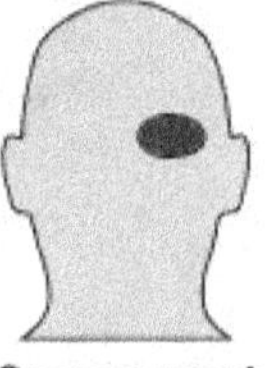 Groupement 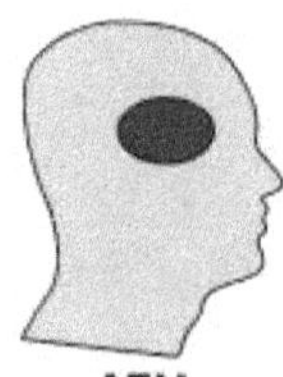 ATM

DATE: _____________   TEMPS [ ]: _________   _________

☐ ☐ ☐ ☐ ☐ ☐

Sévérité de la douleur

1	2	3	4	5	6	7	8	9	10

Déclencheurs

☐ La faim	☐ Insomnie
☐ Lumières vives	☐ Maladie
☐ Café	☐ Fatigue
☐ Stress au travail	☐ Odeurs/ Parfums
☐ Strss à la maison	☐ Motion
☐ Repas sautés	☐ Fatigue des yeux
☐ Anxiété	☐ _____________

Mesures d'allègement

Médicament	
L'eau	
Sommeil	
Exercer	
Autres	
Autres	

Notes: _____________________

Livre de bord de la migraine

Livre de bord de la migraine

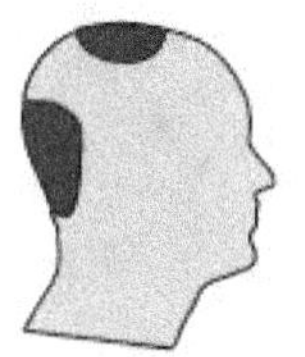 Cou
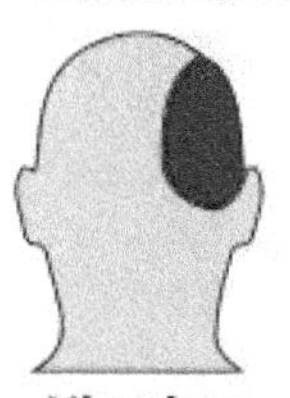 Migraine
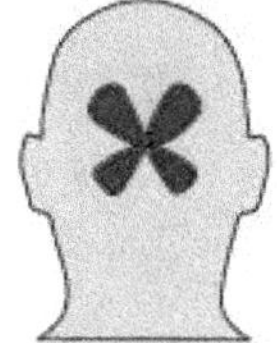 Sinus
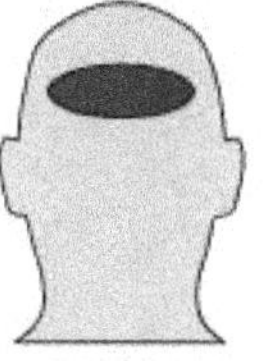 Tension
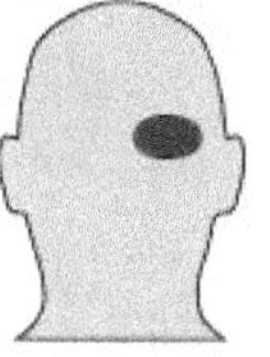 Groupement
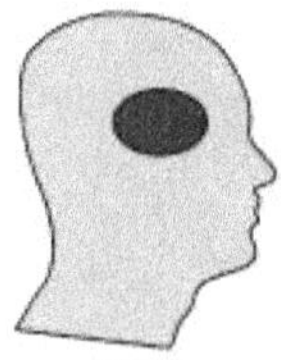 ATM

DATE: _______________   TEMPS [ ]: _______________

☐   ☐   ☐   ☐   ☐   ☐

Sévérité de la douleur

1	2	3	4	5	6	7	8	9	10

Déclencheurs

☐ La faim   ☐ Insomnie

☐ Lumières vives   ☐ Maladie

☐ Café   ☐ Fatigue

☐ Stress au travail   ☐ Odeurs/ Parfums

☐ Strss à la maison   ☐ Motion

☐ Repas sautés   ☐ Fatigue des yeux

☐ Anxiété   ☐ _______________

Mesures d'allègement

Médicament	
L'eau	
Sommeil	
Exercer	
Autres	
Autres	

Notes: _______________

Livre de bord de la migraine

Livre de bord de la migraine

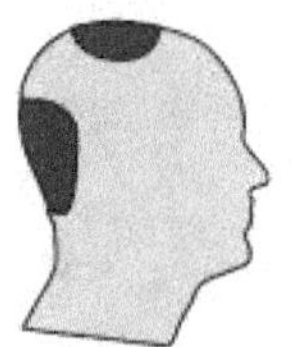
Cou

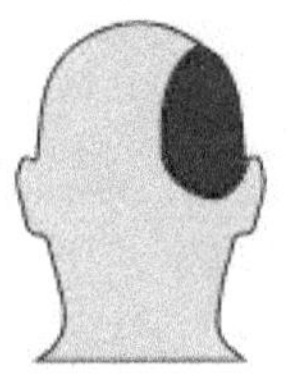
Migraine

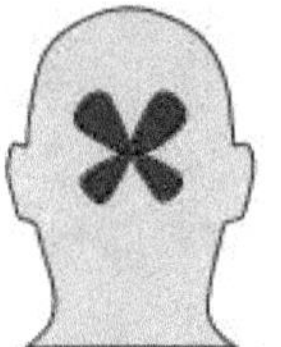
Sinus

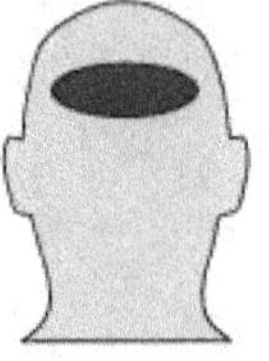
Tension

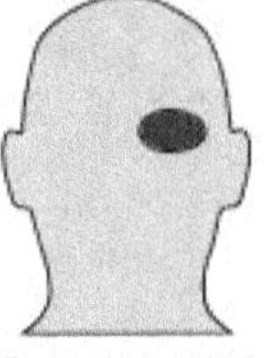
Groupement

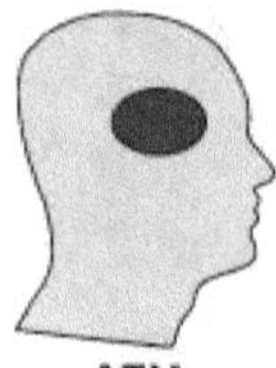
ATM

DATE: _______________   TEMPS [ ]: __________   __________

Sévérité de la douleur

1	2	3	4	5	6	7	8	9	10

Déclencheurs

☐ La faim   ☐ Insomnie

☐ Lumières vives   ☐ Maladie

☐ Café   ☐ Fatigue

☐ Stress au travail   ☐ Odeurs/ Parfums

☐ Strss à la maison   ☐ Motion

☐ Repas sautés   ☐ Fatigue des yeux

☐ Anxiété   ☐ _____________

Mesures d'allègement

Médicament	
L'eau	
Sommeil	
Exercer	
Autres	
Autres	

Notes: ____

Livre de bord de la migraine

Livre de bord de la migraine

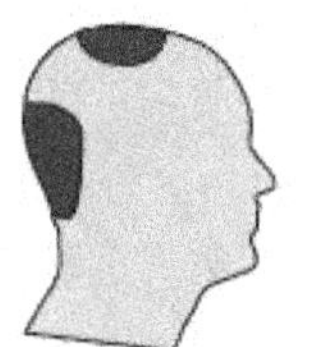 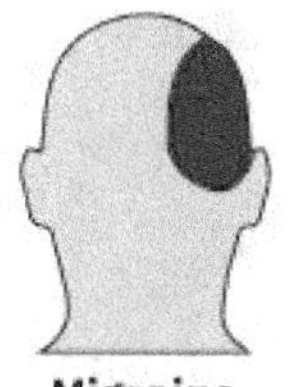 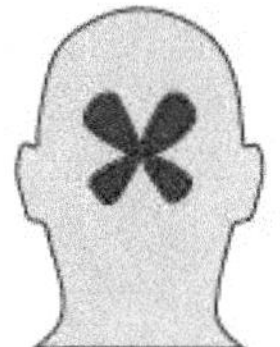 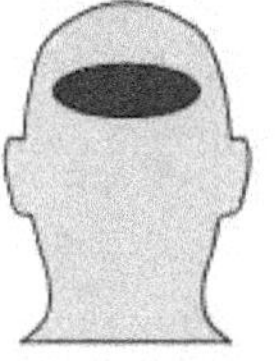 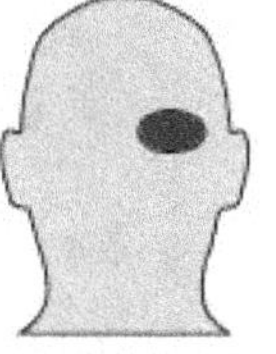 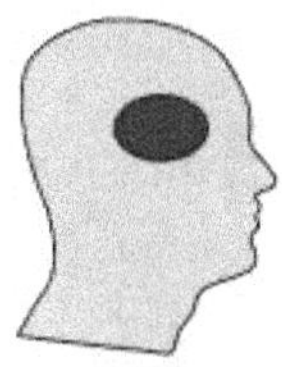

| Cou | Migraine | Sinus | Tension | Groupement | ATM |

DATE: _______________   TEMPS [ ]: _____________   _____________

☐ ☐ ☐ ☐ ☐ ☐   🌡 _____________

Sévérité de la douleur

1	2	3	4	5	6	7	8	9	10

Déclencheurs

☐ La faim	☐ Insomnie
☐ Lumières vives	☐ Maladie
☐ Café	☐ Fatigue
☐ Stress au travail	☐ Odeurs/ Parfums
☐ Strss à la maison	☐ Motion
☐ Repas sautés	☐ Fatigue des yeux
☐ Anxiété	☐ _______________

Mesures d'allègement

Médicament	
L'eau	
Sommeil	
Exercer	
Autres	
Autres	

Notes: _______________________________

Livre de bord de la migraine

Livre de bord de la migraine

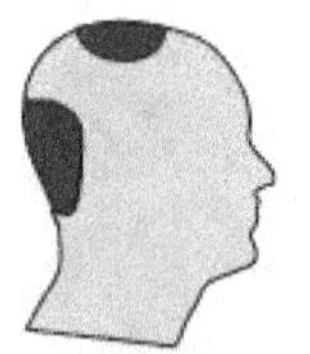
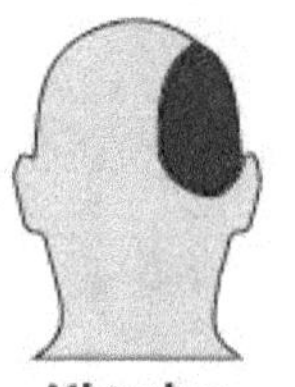
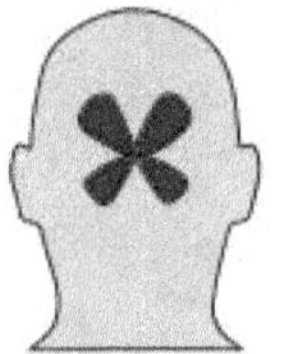
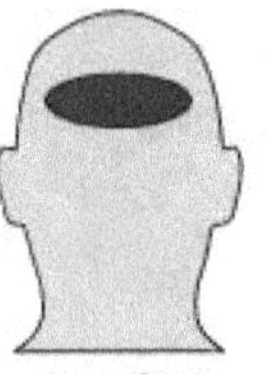
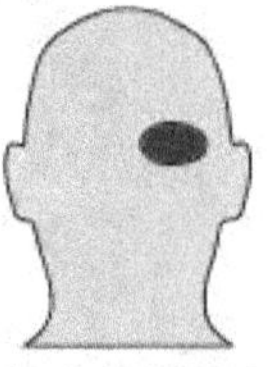
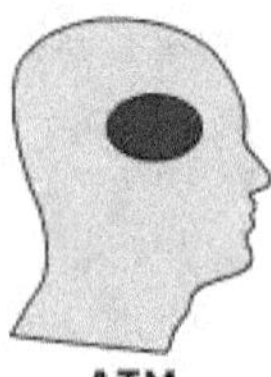

| Cou | Migraine | Sinus | Tension | Groupement | ATM |

DATE: _______________ **TEMPS [ ]:** _____________ _____________

☐ ☐ ☐ ☐ ☐ ☐

Sévérité de la douleur

1	2	3	4	5	6	7	8	9	10

Déclencheurs

☐ La faim	☐ Insomnie
☐ Lumières vives	☐ Maladie
☐ Café	☐ Fatigue
☐ Stress au travail	☐ Odeurs/ Parfums
☐ Strss à la maison	☐ Motion
☐ Repas sautés	☐ Fatigue des yeux
☐ Anxiété	☐ _______________

Mesures d'allègement

Médicament	
L'eau	
Sommeil	
Exercer	
Autres	
Autres	

Notes: _______________

Livre de bord de la migraine

Livre de bord de la migraine

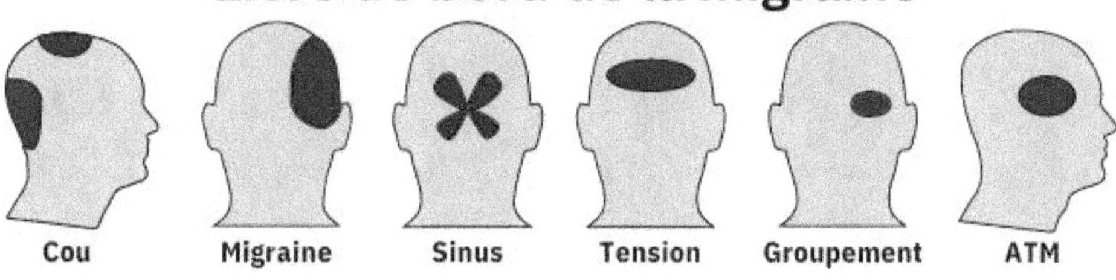

| Cou | Migraine | Sinus | Tension | Groupement | ATM |

DATE: ______________ TEMPS [ ]: ______________ ______________

Sévérité de la douleur

| 1 | 2 | 3 | 4 | 5 | 6 | 7 | 8 | 9 | 10 |

Déclencheurs

☐ La faim   ☐ Insomnie
☐ Lumières vives   ☐ Maladie
☐ Café   ☐ Fatigue
☐ Stress au travail   ☐ Odeurs/ Parfums
☐ Strss à la maison   ☐ Motion
☐ Repas sautés   ☐ Fatigue des yeux
☐ Anxiété   ☐ ______________

Mesures d'allègement

Médicament	
L'eau	
Sommeil	
Exercer	
Autres	
Autres	

Notes: ______________

Livre de bord de la migraine

Livre de bord de la migraine

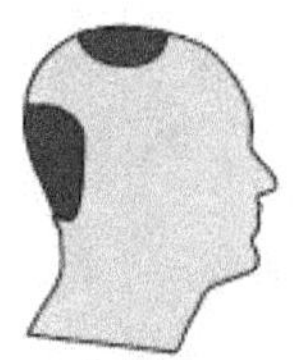
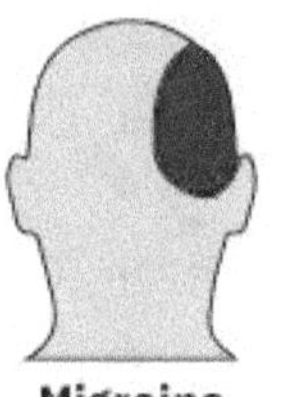
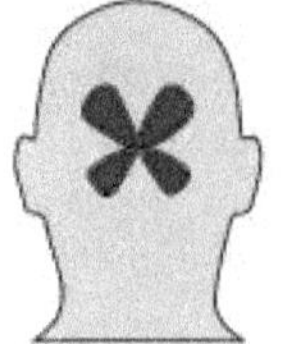
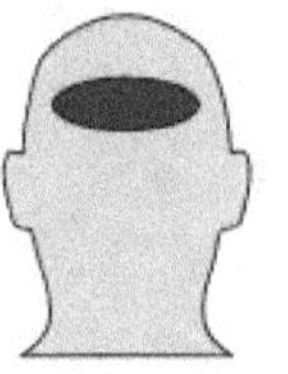
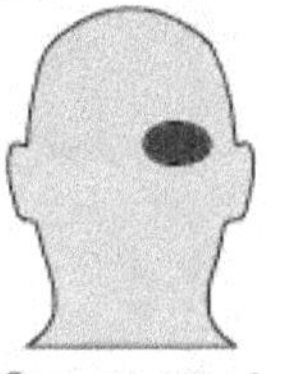
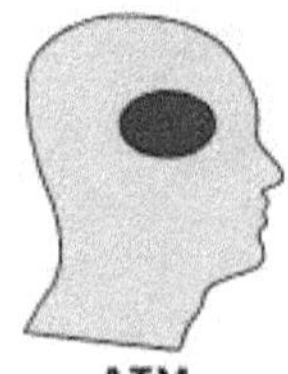

| Cou | Migraine | Sinus | Tension | Groupement | ATM |

DATE: ______________________   **TEMPS [ ]:** ______________   ______________

☐   ☐   ☐   ☐   ☐   ☐   🌡 ______________

Sévérité de la douleur

1	2	3	4	5	6	7	8	9	10

Déclencheurs

☐ La faim	☐ Insomnie
☐ Lumières vives	☐ Maladie
☐ Café	☐ Fatigue
☐ Stress au travail	☐ Odeurs/ Parfums
☐ Strss à la maison	☐ Motion
☐ Repas sautés	☐ Fatigue des yeux
☐ Anxiété	☐ ______________

Mesures d'allègement

Médicament	
L'eau	
Sommeil	
Exercer	
Autres	
Autres	

Notes: ______________________________________

Livre de bord de la migraine

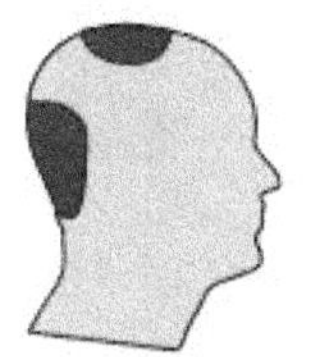 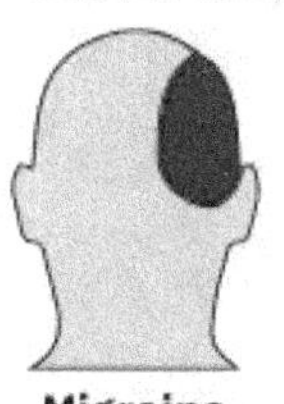 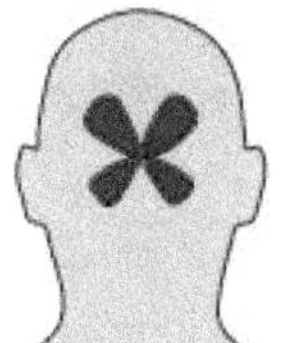 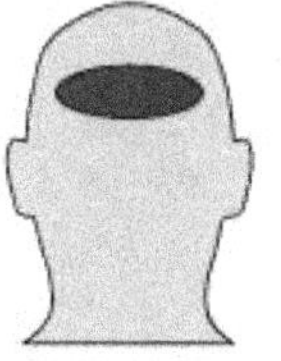 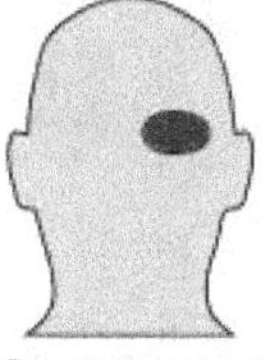 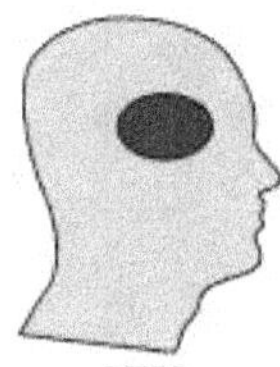

| Cou | Migraine | Sinus | Tension | Groupement | ATM |

DATE: _______________ **TEMPS [ ]:** _______________

☐ ☐ ☐ ☐ ☐ ☐ 🌡 _______

Sévérité de la douleur

1	2	3	4	5	6	7	8	9	10

Déclencheurs

☐ La faim	☐ Insomnie
☐ Lumières vives	☐ Maladie
☐ Café	☐ Fatigue
☐ Stress au travail	☐ Odeurs/ Parfums
☐ Strss à la maison	☐ Motion
☐ Repas sautés	☐ Fatigue des yeux
☐ Anxiété	☐ _______________

Mesures d'allègement

Médicament	
L'eau	
Sommeil	
Exercer	
Autres	
Autres	

Notes: _______________

Livre de bord de la migraine

Livre de bord de la migraine

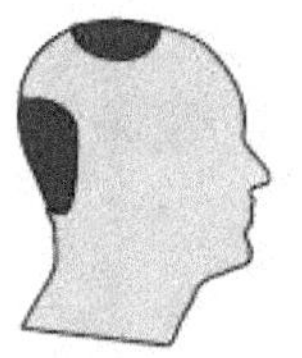
Cou

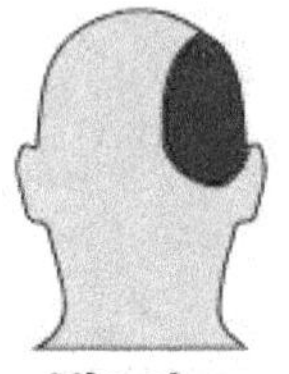
Migraine

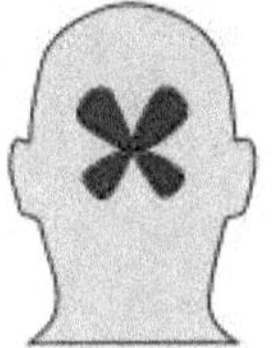
Sinus

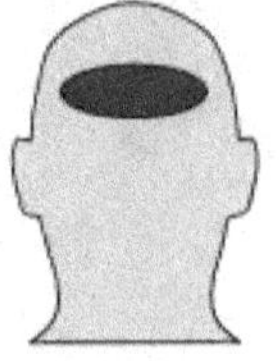
Tension

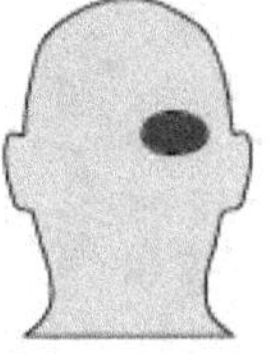
Groupement

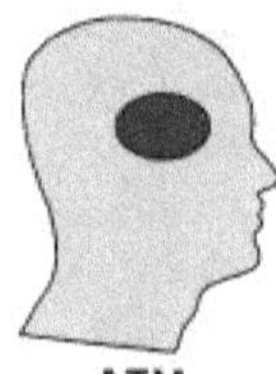
ATM

DATE: ___________________   TEMPS [ ]: ___________   ___________

Sévérité de la douleur

1	2	3	4	5	6	7	8	9	10

Déclencheurs

☐ La faim   ☐ Insomnie

☐ Lumières vives   ☐ Maladie

☐ Café   ☐ Fatigue

☐ Stress au travail   ☐ Odeurs/ Parfums

☐ Strss à la maison   ☐ Motion

☐ Repas sautés   ☐ Fatigue des yeux

☐ Anxiété   ☐ _______________

Mesures d'allègement

Médicament	
L'eau	
Sommeil	
Exercer	
Autres	
Autres	

Notes: _________________________________

Livre de bord de la migraine

Livre de bord de la migraine

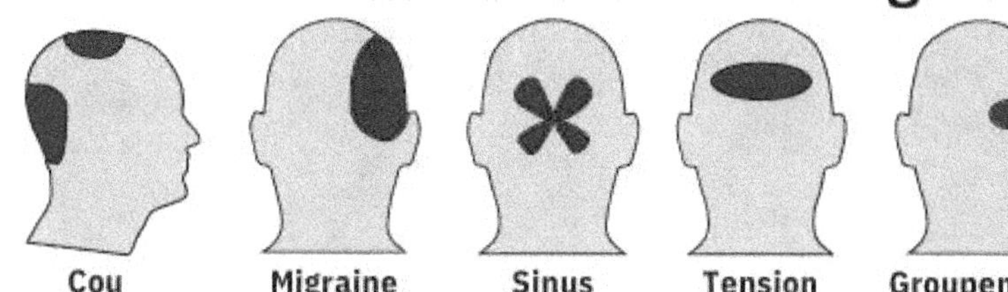

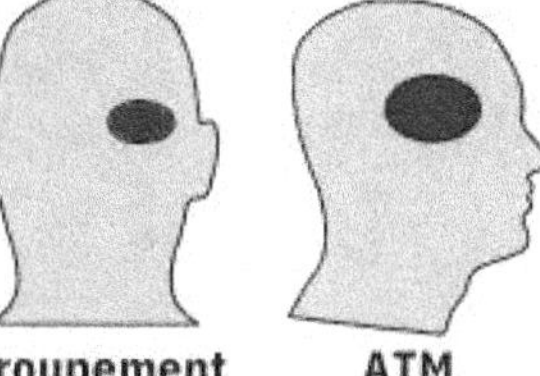

| Cou | Migraine | Sinus | Tension | Groupement | ATM |

DATE: _______________   TEMPS [ ]: _______________ _______________

Sévérité de la douleur

| 1 | 2 | 3 | 4 | 5 | 6 | 7 | 8 | 9 | 10 |

Déclencheurs

☐ La faim
☐ Lumières vives
☐ Café
☐ Stress au travail
☐ Strss à la maison
☐ Repas sautés
☐ Anxiété

☐ Insomnie
☐ Maladie
☐ Fatigue
☐ Odeurs/ Parfums
☐ Motion
☐ Fatigue des yeux
☐ _______________

Mesures d'allègement

Médicament	
L'eau	
Sommeil	
Exercer	
Autres	
Autres	

Notes: ____

Livre de bord de la migraine

Livre de bord de la migraine

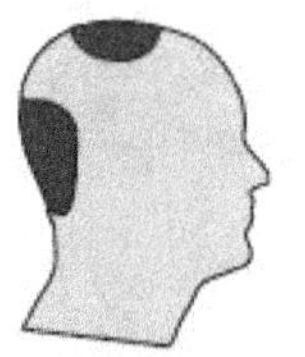 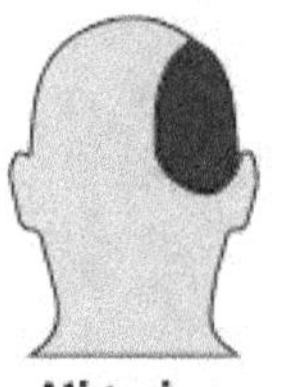 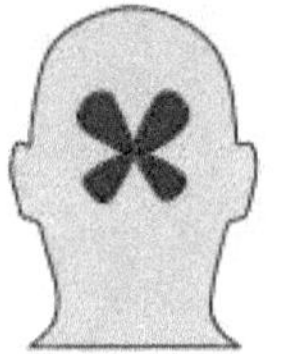 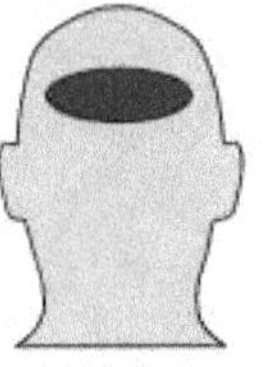 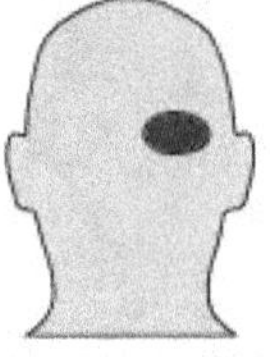 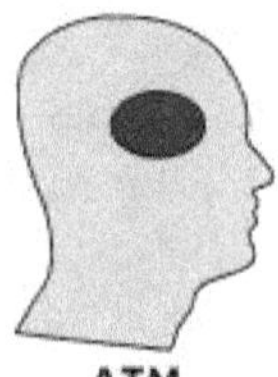

| Cou | Migraine | Sinus | Tension | Groupement | ATM |

DATE: _______________   TEMPS [ ]: __________   __________

☐   ☐   ☐   ☐   ☐   ☐

Sévérité de la douleur

| 1 | 2 | 3 | 4 | 5 | 6 | 7 | 8 | 9 | 10 |

Déclencheurs

☐ La faim	☐ Insomnie
☐ Lumières vives	☐ Maladie
☐ Café	☐ Fatigue
☐ Stress au travail	☐ Odeurs/ Parfums
☐ Strss à la maison	☐ Motion
☐ Repas sautés	☐ Fatigue des yeux
☐ Anxiété	☐ _______________

Mesures d'allègement

Médicament	
L'eau	
Sommeil	
Exercer	
Autres	
Autres	

Notes: ____

Livre de bord de la migraine

Livre de bord de la migraine

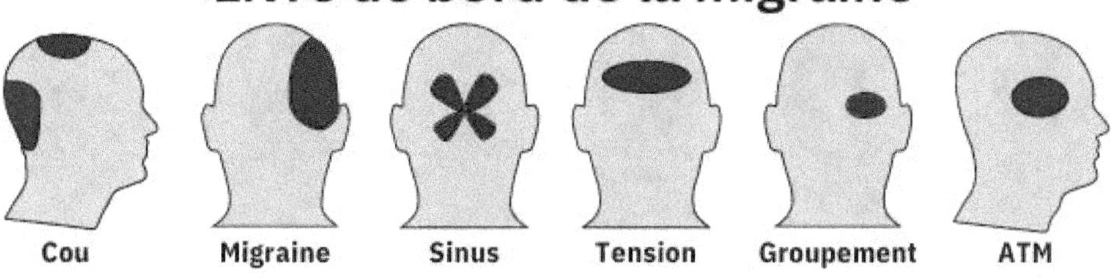

DATE: _______________   TEMPS [ ]: _______________   _______________

Sévérité de la douleur

1	2	3	4	5	6	7	8	9	10

Déclencheurs

- ☐ La faim
- ☐ Lumières vives
- ☐ Café
- ☐ Stress au travail
- ☐ Strss à la maison
- ☐ Repas sautés
- ☐ Anxiété

- ☐ Insomnie
- ☐ Maladie
- ☐ Fatigue
- ☐ Odeurs/ Parfums
- ☐ Motion
- ☐ Fatigue des yeux
- ☐ _______________

Mesures d'allègement

Médicament	
L'eau	
Sommeil	
Exercer	
Autres	
Autres	

Notes: _______________

Livre de bord de la migraine

Livre de bord de la migraine

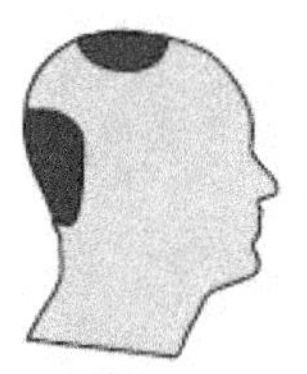
Cou

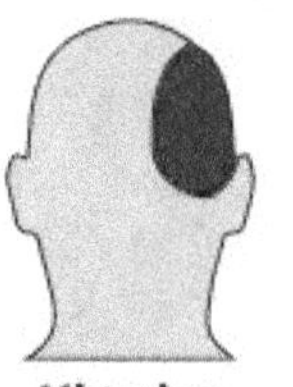
Migraine

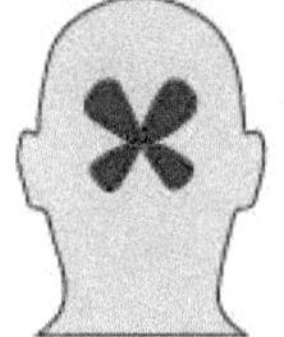
Sinus

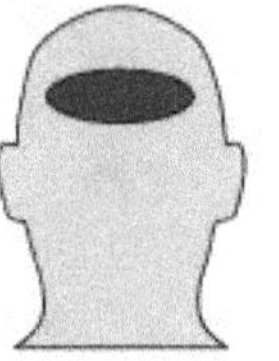
Tension

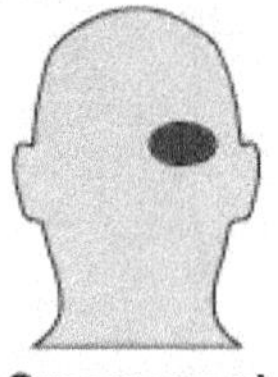
Groupement

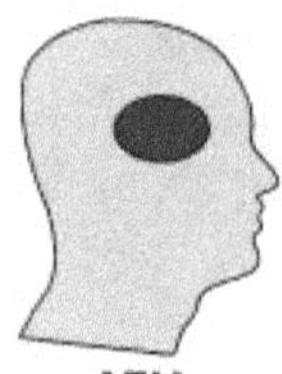
ATM

DATE: _______________   TEMPS [ ]: _______________

Sévérité de la douleur

1	2	3	4	5	6	7	8	9	10

Déclencheurs

☐ La faim   ☐ Insomnie

☐ Lumières vives   ☐ Maladie

☐ Café   ☐ Fatigue

☐ Stress au travail   ☐ Odeurs/ Parfums

☐ Strss à la maison   ☐ Motion

☐ Repas sautés   ☐ Fatigue des yeux

☐ Anxiété   ☐ _______________

Mesures d'allègement

Médicament	
L'eau	
Sommeil	
Exercer	
Autres	
Autres	

Notes: _______________

Livre de bord de la migraine

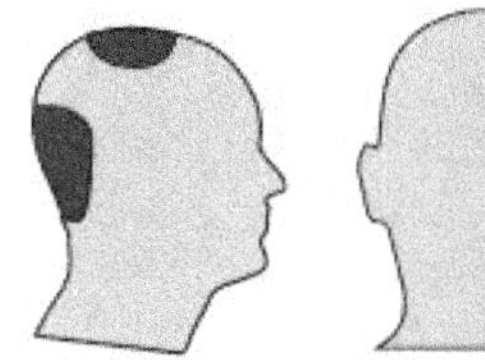
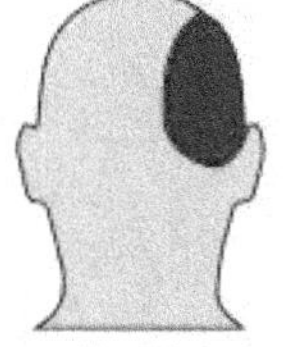
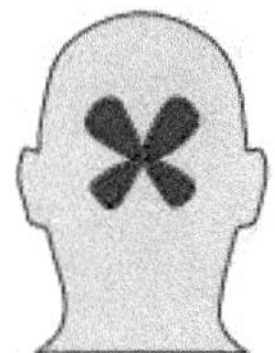
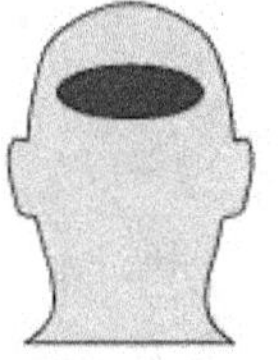
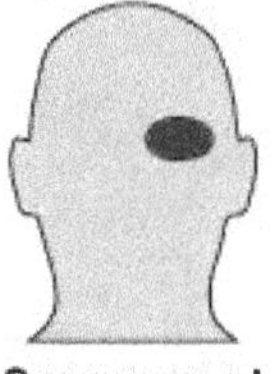
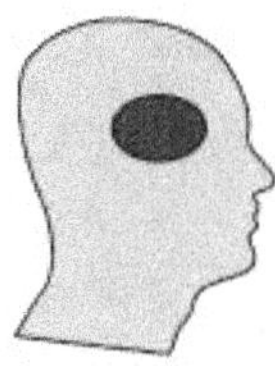

Cou	Migraine	Sinus	Tension	Groupement	ATM

DATE: _______________   TEMPS [ ]: _________   _________

☐ ☐ ☐ ☐ ☐ ☐   🌡 _________

Sévérité de la douleur

1	2	3	4	5	6	7	8	9	10

Déclencheurs

☐ La faim	☐ Insomnie
☐ Lumières vives	☐ Maladie
☐ Café	☐ Fatigue
☐ Stress au travail	☐ Odeurs/ Parfums
☐ Strss à la maison	☐ Motion
☐ Repas sautés	☐ Fatigue des yeux
☐ Anxiété	☐ _____________

Mesures d'allègement

Médicament	
L'eau	
Sommeil	
Exercer	
Autres	
Autres	

Notes: _______________________________________

Livre de bord de la migraine

Livre de bord de la migraine

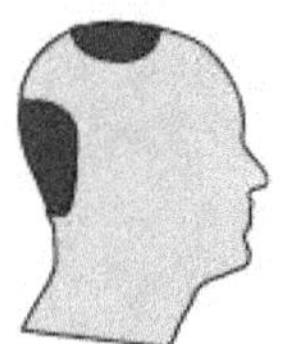 Cou
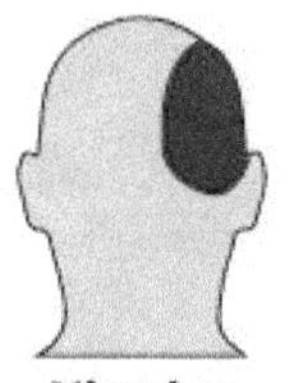 Migraine
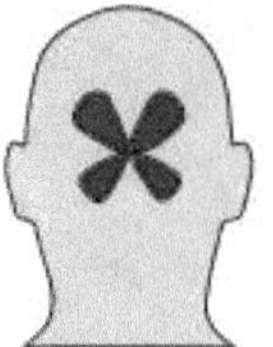 Sinus
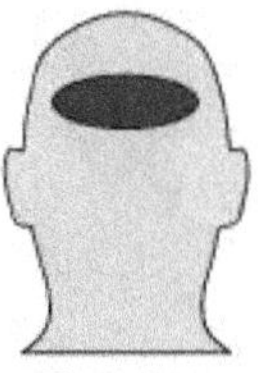 Tension
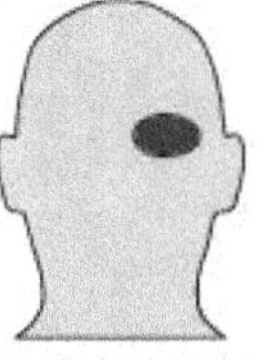 Groupement
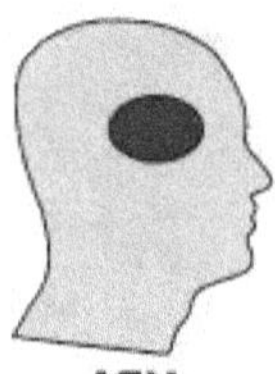 ATM

DATE: ________________   TEMPS [ ]: __________   __________

Sévérité de la douleur

1	2	3	4	5	6	7	8	9	10

Déclencheurs

- ☐ La faim
- ☐ Lumières vives
- ☐ Café
- ☐ Stress au travail
- ☐ Strss à la maison
- ☐ Repas sautés
- ☐ Anxiété

- ☐ Insomnie
- ☐ Maladie
- ☐ Fatigue
- ☐ Odeurs/ Parfums
- ☐ Motion
- ☐ Fatigue des yeux
- ☐ ________________

Mesures d'allègement

Médicament	
L'eau	
Sommeil	
Exercer	
Autres	
Autres	

Notes: ________________________________

Livre de bord de la migraine

Livre de bord de la migraine

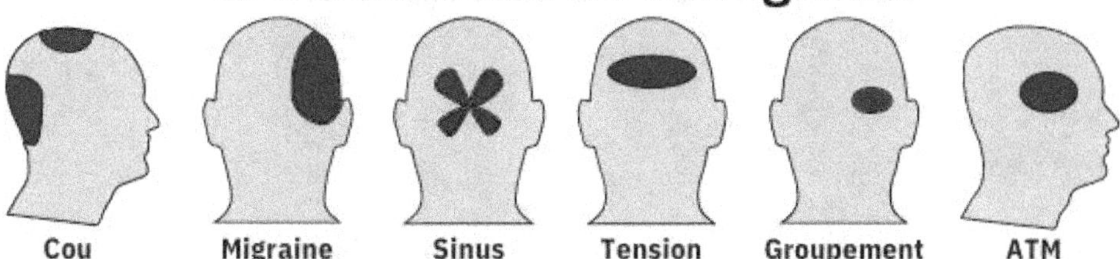

DATE: _______________   TEMPS [ ]: _______________ ___________

Sévérité de la douleur

1	2	3	4	5	6	7	8	9	10

Déclencheurs

- ☐ La faim
- ☐ Lumières vives
- ☐ Café
- ☐ Stress au travail
- ☐ Strss à la maison
- ☐ Repas sautés
- ☐ Anxiété

- ☐ Insomnie
- ☐ Maladie
- ☐ Fatigue
- ☐ Odeurs/ Parfums
- ☐ Motion
- ☐ Fatigue des yeux
- ☐ _______________

Mesures d'allègement

Médicament	
L'eau	
Sommeil	
Exercer	
Autres	
Autres	

Notes: _______________

Livre de bord de la migraine

Livre de bord de la migraine

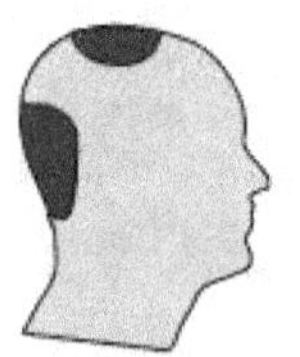 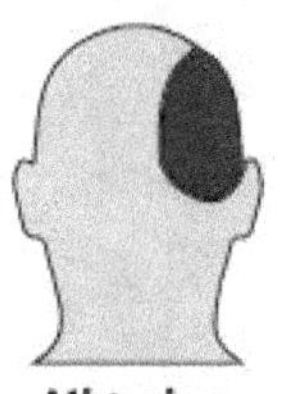 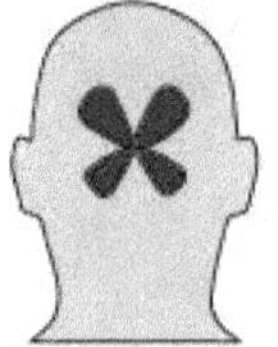 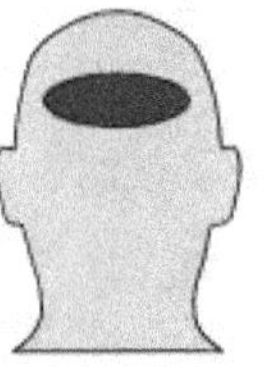 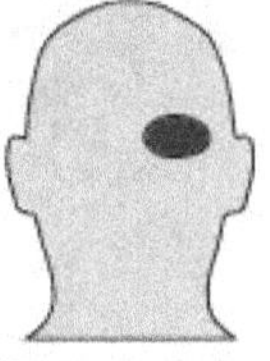 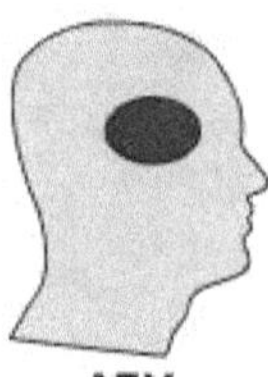

| Cou | Migraine | Sinus | Tension | Groupement | ATM |

DATE: ______________________   TEMPS [ ]: __________   __________

☐   ☐   ☐   ☐   ☐   ☐

Sévérité de la douleur

1	2	3	4	5	6	7	8	9	10

Déclencheurs

☐ La faim	☐ Insomnie
☐ Lumières vives	☐ Maladie
☐ Café	☐ Fatigue
☐ Stress au travail	☐ Odeurs/ Parfums
☐ Strss à la maison	☐ Motion
☐ Repas sautés	☐ Fatigue des yeux
☐ Anxiété	☐ ______________

Mesures d'allègement

Médicament	
L'eau	
Sommeil	
Exercer	
Autres	
Autres	

Notes: _______________________________________

Livre de bord de la migraine

Livre de bord de la migraine

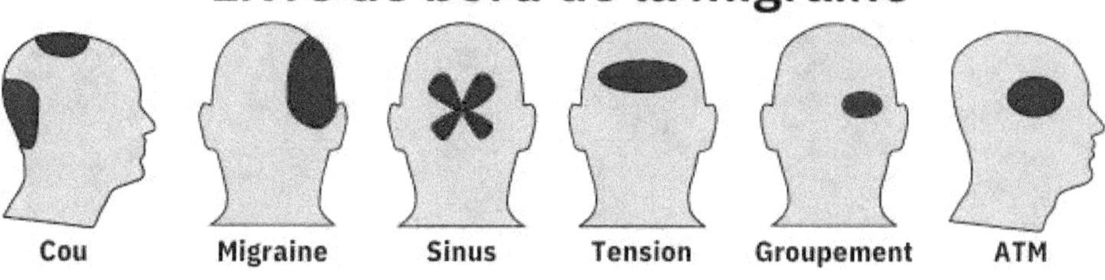

DATE: _______________   TEMPS [ ]: _______________   _______________

Sévérité de la douleur

1	2	3	4	5	6	7	8	9	10

Déclencheurs

☐ La faim	☐ Insomnie
☐ Lumières vives	☐ Maladie
☐ Café	☐ Fatigue
☐ Stress au travail	☐ Odeurs/ Parfums
☐ Strss à la maison	☐ Motion
☐ Repas sautés	☐ Fatigue des yeux
☐ Anxiété	☐ _______________

Mesures d'allègement

Médicament	
L'eau	
Sommeil	
Exercer	
Autres	
Autres	

Notes: _______________

Livre de bord de la migraine

Livre de bord de la migraine

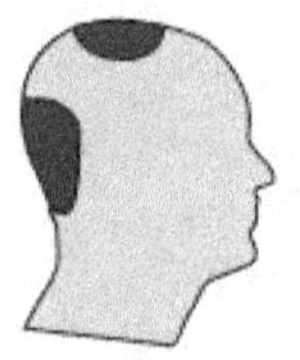
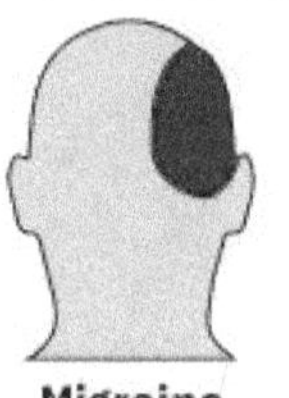
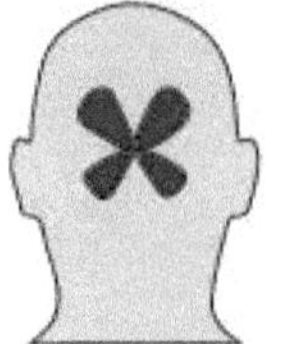
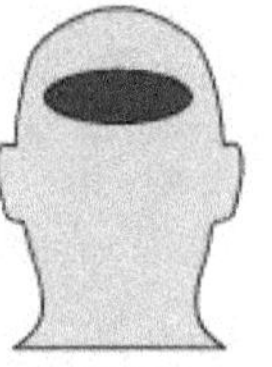
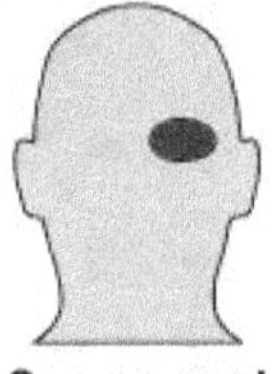
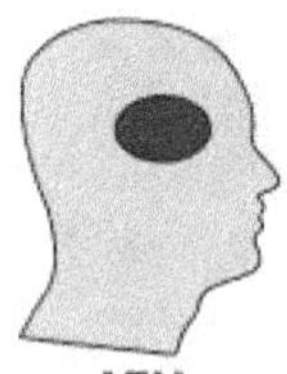

Cou	Migraine	Sinus	Tension	Groupement	ATM

DATE: _______________   TEMPS [ ]: _______________   _______________

☐   ☐   ☐   ☐   ☐   ☐   🌡 _______________

Sévérité de la douleur

1	2	3	4	5	6	7	8	9	10

Déclencheurs

☐ La faim	☐ Insomnie
☐ Lumières vives	☐ Maladie
☐ Café	☐ Fatigue
☐ Stress au travail	☐ Odeurs/ Parfums
☐ Strss à la maison	☐ Motion
☐ Repas sautés	☐ Fatigue des yeux
☐ Anxiété	☐ _______________

Mesures d'allègement

Médicament	
L'eau	
Sommeil	
Exercer	
Autres	
Autres	

Notes: ____

Livre de bord de la migraine

Livre de bord de la migraine

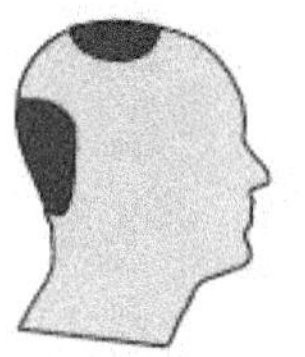 **Cou**
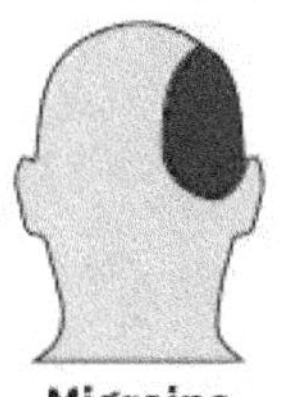 **Migraine**
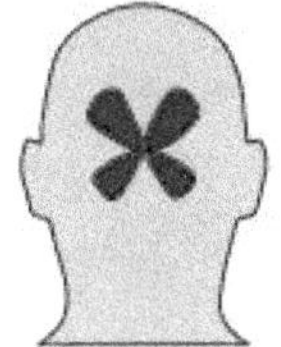 **Sinus**
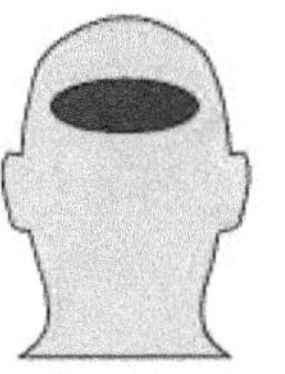 **Tension**
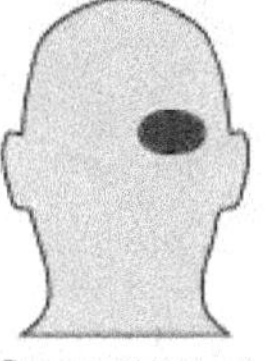 **Groupement**
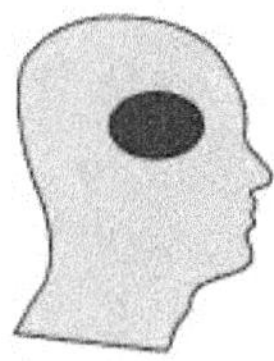 **ATM**

DATE: _______________ TEMPS [ ]: _____________ _____________

Sévérité de la douleur

1	2	3	4	5	6	7	8	9	10

Déclencheurs

- ☐ La faim
- ☐ Lumières vives
- ☐ Café
- ☐ Stress au travail
- ☐ Strss à la maison
- ☐ Repas sautés
- ☐ Anxiété

- ☐ Insomnie
- ☐ Maladie
- ☐ Fatigue
- ☐ Odeurs/ Parfums
- ☐ Motion
- ☐ Fatigue des yeux
- ☐ _______________

Mesures d'allègement

Médicament	
L'eau	
Sommeil	
Exercer	
Autres	
Autres	

Notes: _______________________

Livre de bord de la migraine

Livre de bord de la migraine

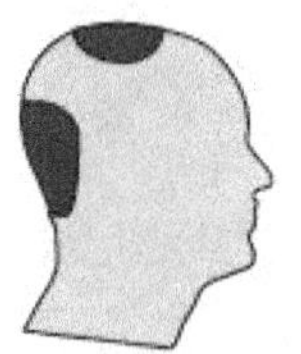 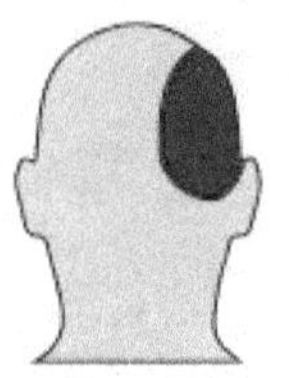 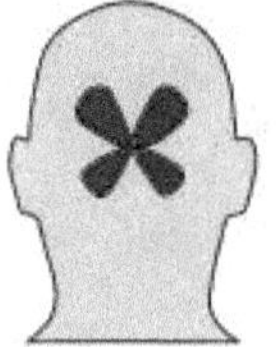 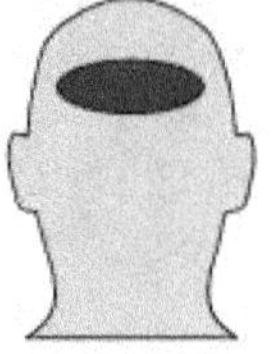 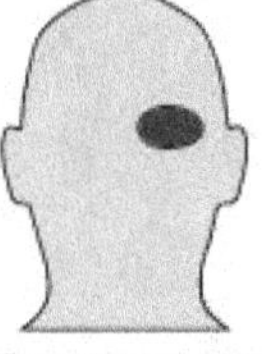 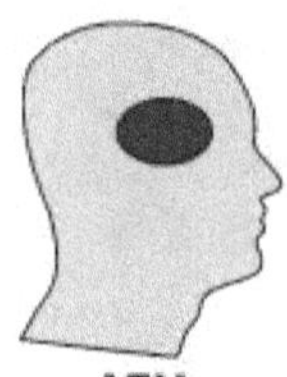

| Cou | Migraine | Sinus | Tension | Groupement | ATM |

DATE: _______________ **TEMPS [ ]:** _______________ _______________

☐   ☐   ☐   ☐   ☐   ☐

Sévérité de la douleur

| 1 | 2 | 3 | 4 | 5 | 6 | 7 | 8 | 9 | 10 |

Déclencheurs

☐ La faim	☐ Insomnie
☐ Lumières vives	☐ Maladie
☐ Café	☐ Fatigue
☐ Stress au travail	☐ Odeurs/ Parfums
☐ Strss à la maison	☐ Motion
☐ Repas sautés	☐ Fatigue des yeux
☐ Anxiété	☐ _______________

Mesures d'allègement

Médicament	
L'eau	
Sommeil	
Exercer	
Autres	
Autres	

Notes: _______________________________________

Livre de bord de la migraine

Livre de bord de la migraine

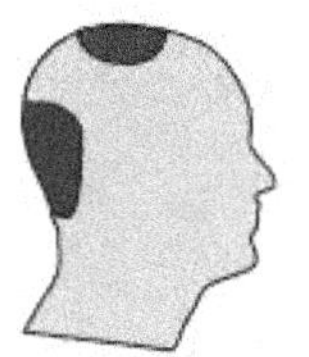 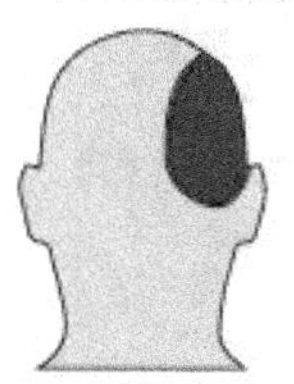 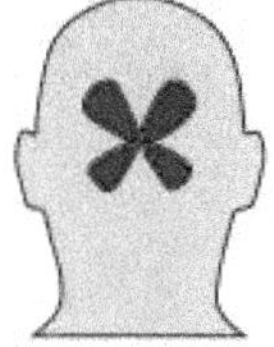 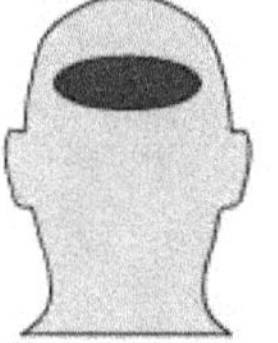 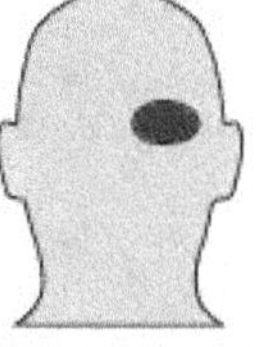 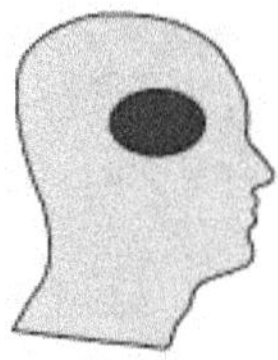

Cou	Migraine	Sinus	Tension	Groupement	ATM

DATE: ______________________   TEMPS [ ]: ____________________

☐ ☐ ☐ ☐ ☐ ☐ 🌡 ________

Sévérité de la douleur

1	2	3	4	5	6	7	8	9	10

Déclencheurs

☐ La faim   ☐ Insomnie
☐ Lumières vives   ☐ Maladie
☐ Café   ☐ Fatigue
☐ Stress au travail   ☐ Odeurs/ Parfums
☐ Strss à la maison   ☐ Motion
☐ Repas sautés   ☐ Fatigue des yeux
☐ Anxiété   ☐ _______________

Mesures d'allègement

Médicament	
L'eau	
Sommeil	
Exercer	
Autres	
Autres	

Notes: ____

Livre de bord de la migraine

Livre de bord de la migraine

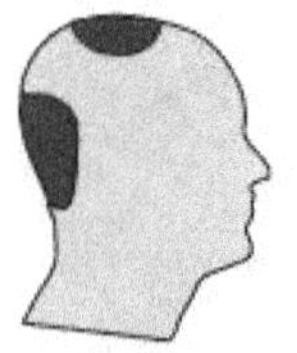
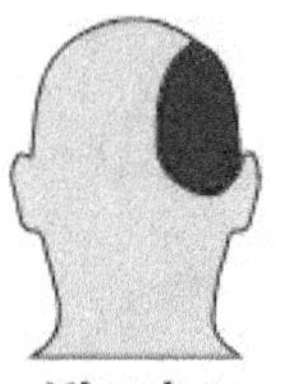
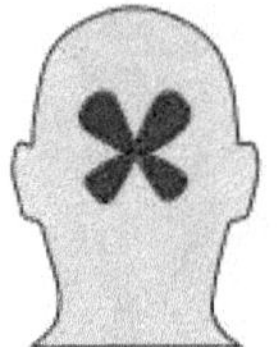
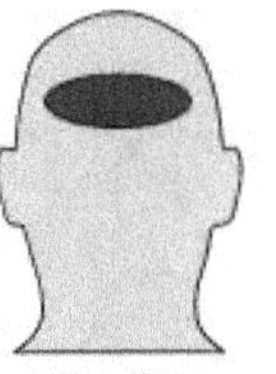
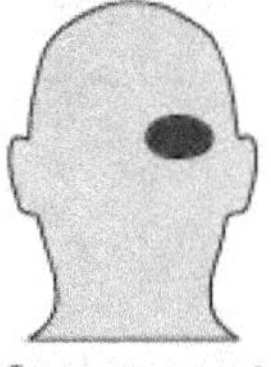
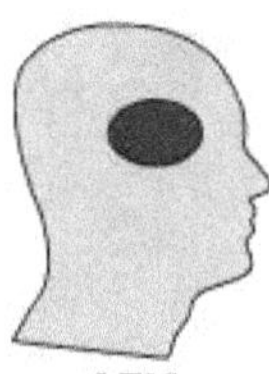

| Cou | Migraine | Sinus | Tension | Groupement | ATM |

DATE: _______________   TEMPS [ ]: _______________ _______________

☐ ☐ ☐ ☐ ☐ ☐

Sévérité de la douleur

1	2	3	4	5	6	7	8	9	10

Déclencheurs

☐ La faim   ☐ Insomnie

☐ Lumières vives   ☐ Maladie

☐ Café   ☐ Fatigue

☐ Stress au travail   ☐ Odeurs/ Parfums

☐ Strss à la maison   ☐ Motion

☐ Repas sautés   ☐ Fatigue des yeux

☐ Anxiété   ☐ _______________

Mesures d'allègement

Médicament	
L'eau	
Sommeil	
Exercer	
Autres	
Autres	

Notes: ____

Livre de bord de la migraine

Livre de bord de la migraine

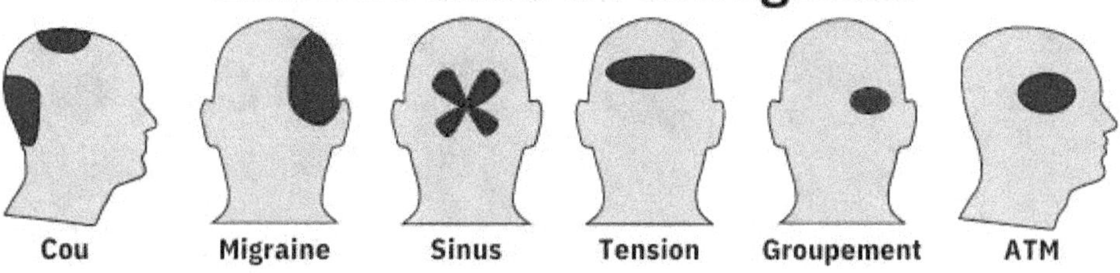

DATE: _______________   **TEMPS [ ]:** _____________   _____________

☐   ☐   ☐   ☐   ☐   ☐

Sévérité de la douleur

| 1 | 2 | 3 | 4 | 5 | 6 | 7 | 8 | 9 | 10 |

Déclencheurs

☐ La faim   ☐ Insomnie

☐ Lumières vives   ☐ Maladie

☐ Café   ☐ Fatigue

☐ Stress au travail   ☐ Odeurs/ Parfums

☐ Strss à la maison   ☐ Motion

☐ Repas sautés   ☐ Fatigue des yeux

☐ Anxiété   ☐ _______________

Mesures d'allègement

Médicament	
L'eau	
Sommeil	
Exercer	
Autres	
Autres	

Notes: _______________________________

Livre de bord de la migraine

Livre de bord de la migraine

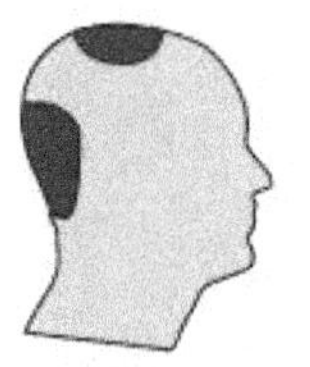 Cou
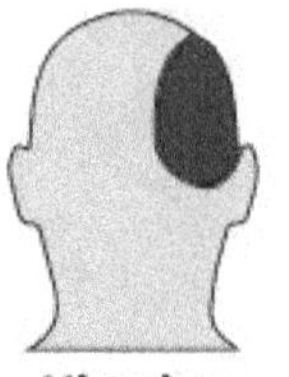 Migraine
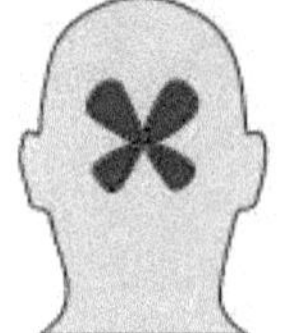 Sinus
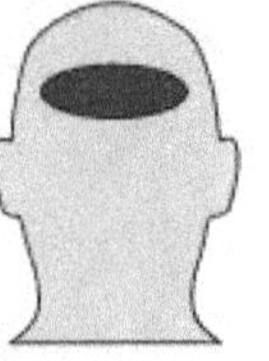 Tension
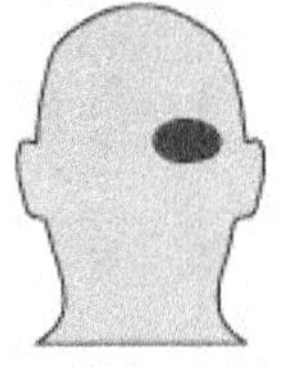 Groupement
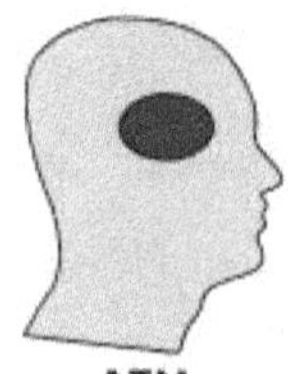 ATM

DATE: _______________ TEMPS [ ]: _______________ _______________

☀ ☐   ⛅ ☐   🌥 ☐   🌦 ☐   🌧 ☐   🌨 ☐   🌡 _______________

Sévérité de la douleur

1	2	3	4	5	6	7	8	9	10

Déclencheurs

☐ La faim   ☐ Insomnie
☐ Lumières vives   ☐ Maladie
☐ Café   ☐ Fatigue
☐ Stress au travail   ☐ Odeurs/ Parfums
☐ Strss à la maison   ☐ Motion
☐ Repas sautés   ☐ Fatigue des yeux
☐ Anxiété   ☐ _______________

Mesures d'allègement

Médicament	
L'eau	
Sommeil	
Exercer	
Autres	
Autres	

Notes: _______________

Livre de bord de la migraine

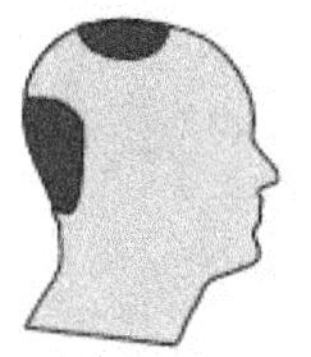 Cou

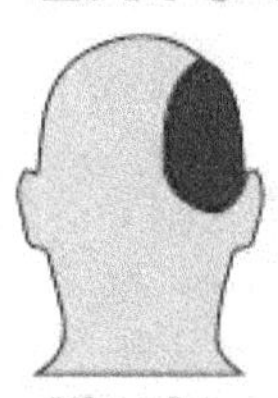 Migraine

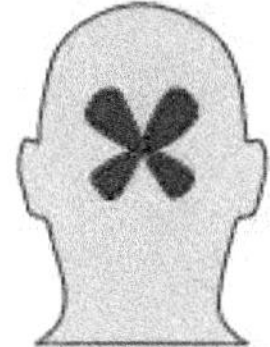 Sinus

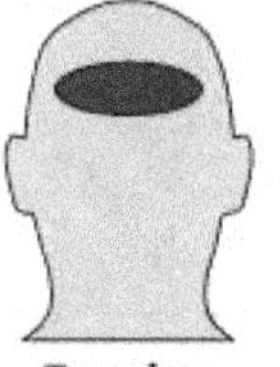 Tension

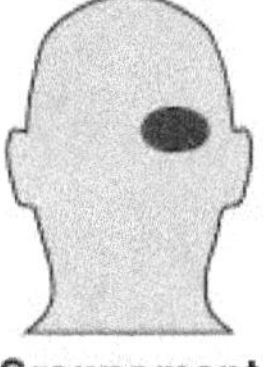 Groupement

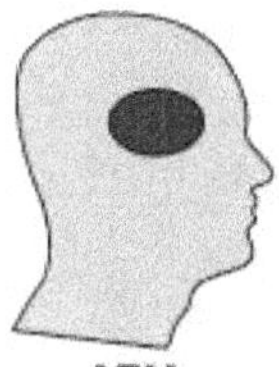 ATM

DATE: _______________ TEMPS [ ]: _________ _________

☐ ☐ ☐ ☐ ☐ ☐ 🌡 _______

Sévérité de la douleur

1	2	3	4	5	6	7	8	9	10

Déclencheurs

☐ La faim   ☐ Insomnie

☐ Lumières vives   ☐ Maladie

☐ Café   ☐ Fatigue

☐ Stress au travail ☐ Odeurs/ Parfums

☐ Strss à la maison ☐ Motion

☐ Repas sautés   ☐ Fatigue des yeux

☐ Anxiété   ☐ _______________

Mesures d'allègement

Médicament	
L'eau	
Sommeil	
Exercer	
Autres	
Autres	

Notes: _______________

Livre de bord de la migraine

Livre de bord de la migraine

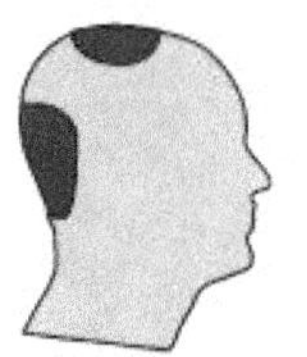
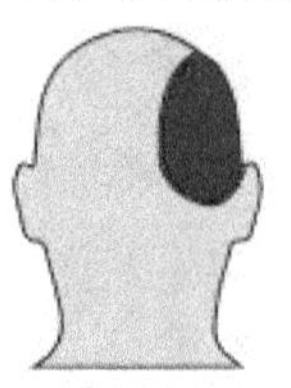
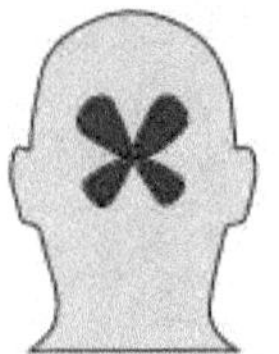
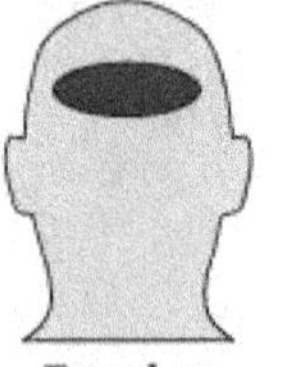
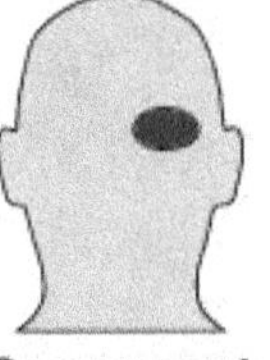
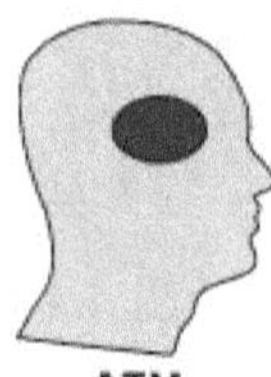

Cou	Migraine	Sinus	Tension	Groupement	ATM

DATE: _________________ TEMPS [ ]: _____________ _____________

Sévérité de la douleur

1	2	3	4	5	6	7	8	9	10

Déclencheurs

- ☐ La faim
- ☐ Lumières vives
- ☐ Café
- ☐ Stress au travail
- ☐ Strss à la maison
- ☐ Repas sautés
- ☐ Anxiété

- ☐ Insomnie
- ☐ Maladie
- ☐ Fatigue
- ☐ Odeurs/ Parfums
- ☐ Motion
- ☐ Fatigue des yeux
- ☐ _________________

Mesures d'allègement

Médicament	
L'eau	
Sommeil	
Exercer	
Autres	
Autres	

Notes: _____________________________________

Livre de bord de la migraine

Livre de bord de la migraine

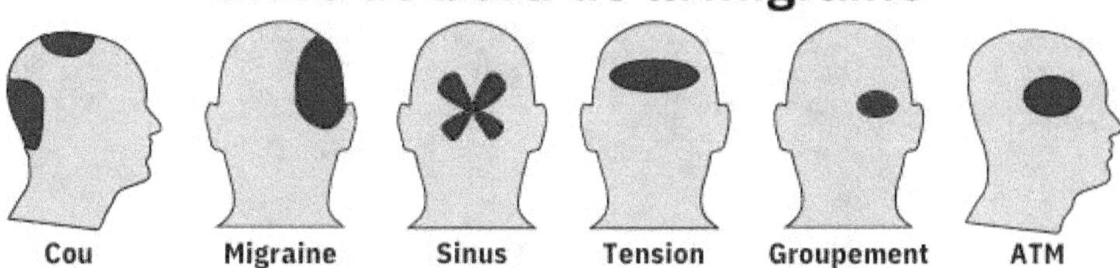

DATE: ___________________   TEMPS [ ]: ___________   ___________

Sévérité de la douleur

1	2	3	4	5	6	7	8	9	10

Déclencheurs

☐ La faim	☐ Insomnie
☐ Lumières vives	☐ Maladie
☐ Café	☐ Fatigue
☐ Stress au travail	☐ Odeurs/ Parfums
☐ Strss à la maison	☐ Motion
☐ Repas sautés	☐ Fatigue des yeux
☐ Anxiété	☐ ___________________

Mesures d'allègement

Médicament	
L'eau	
Sommeil	
Exercer	
Autres	
Autres	

Notes: ________________________________

Livre de bord de la migraine

Livre de bord de la migraine

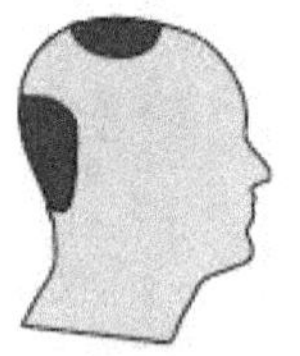
Cou
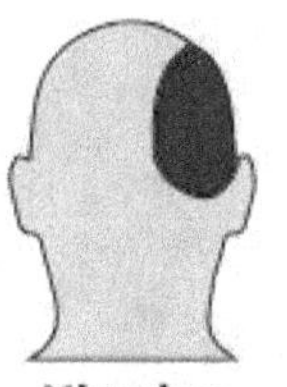
Migraine
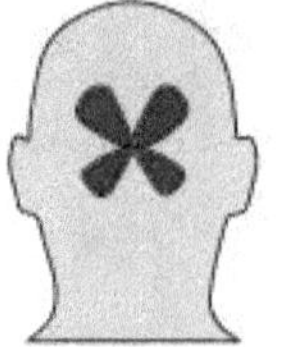
Sinus
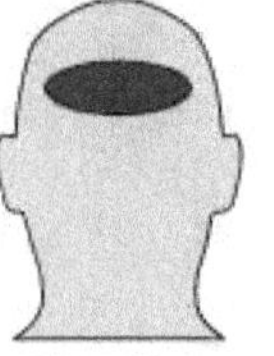
Tension
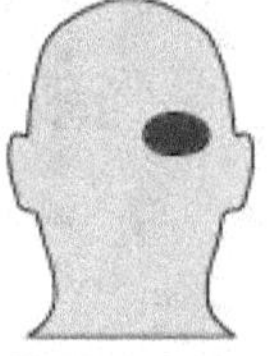
Groupement
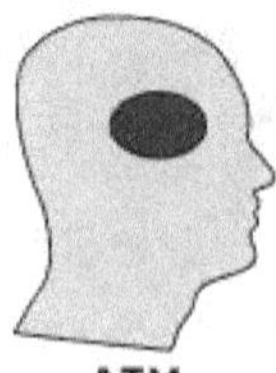
ATM

DATE: _______________   **TEMPS [ ]:** __________   __________

☐   ☐   ☐   ☐   ☐   ☐

Sévérité de la douleur

1	2	3	4	5	6	7	8	9	10

Déclencheurs

☐ La faim   ☐ Insomnie

☐ Lumières vives   ☐ Maladie

☐ Café   ☐ Fatigue

☐ Stress au travail   ☐ Odeurs/ Parfums

☐ Strss à la maison   ☐ Motion

☐ Repas sautés   ☐ Fatigue des yeux

☐ Anxiété   ☐ ________________

Mesures d'allègement

Médicament	
L'eau	
Sommeil	
Exercer	
Autres	
Autres	

Notes: ____

Livre de bord de la migraine

Livre de bord de la migraine

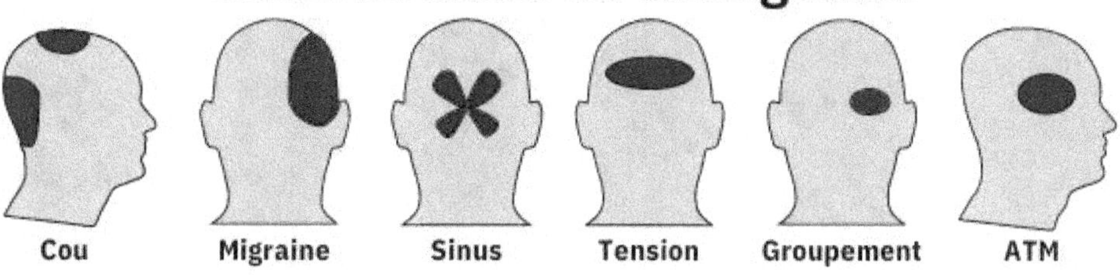

Cou	Migraine	Sinus	Tension	Groupement	ATM

DATE: _______________   TEMPS [ ]: _________   _________

Sévérité de la douleur

1	2	3	4	5	6	7	8	9	10

Déclencheurs

- ☐ La faim
- ☐ Lumières vives
- ☐ Café
- ☐ Stress au travail
- ☐ Strss à la maison
- ☐ Repas sautés
- ☐ Anxiété

- ☐ Insomnie
- ☐ Maladie
- ☐ Fatigue
- ☐ Odeurs/ Parfums
- ☐ Motion
- ☐ Fatigue des yeux
- ☐ _______________

Mesures d'allègement

Médicament	
L'eau	
Sommeil	
Exercer	
Autres	
Autres	

Notes: _______________________________

Livre de bord de la migraine

Livre de bord de la migraine

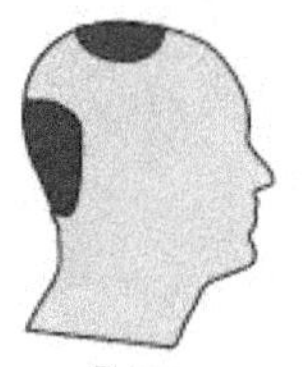 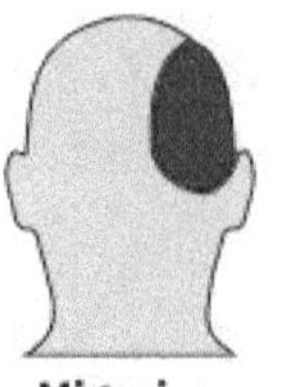 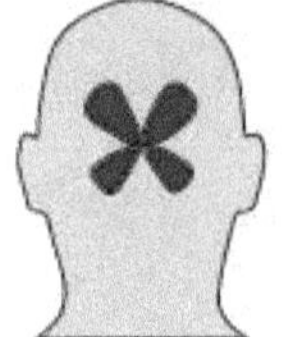 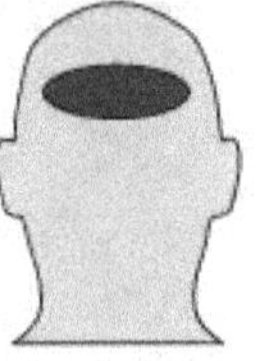 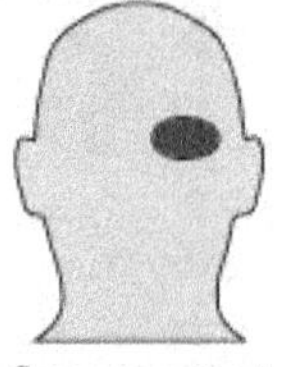 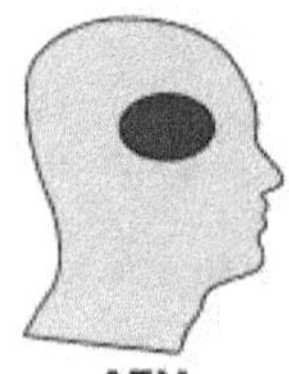

| Cou | Migraine | Sinus | Tension | Groupement | ATM |

DATE: _______________   TEMPS [ ]: _____________ _____________

☐   ☐   ☐   ☐   ☐   ☐

Sévérité de la douleur

1	2	3	4	5	6	7	8	9	10

Déclencheurs

☐ La faim   ☐ Insomnie

☐ Lumières vives   ☐ Maladie

☐ Café   ☐ Fatigue

☐ Stress au travail   ☐ Odeurs/ Parfums

☐ Strss à la maison   ☐ Motion

☐ Repas sautés   ☐ Fatigue des yeux

☐ Anxiété   ☐ _______________

Mesures d'allègement

Médicament	
L'eau	
Sommeil	
Exercer	
Autres	
Autres	

Notes: ____

Livre de bord de la migraine

Livre de bord de la migraine

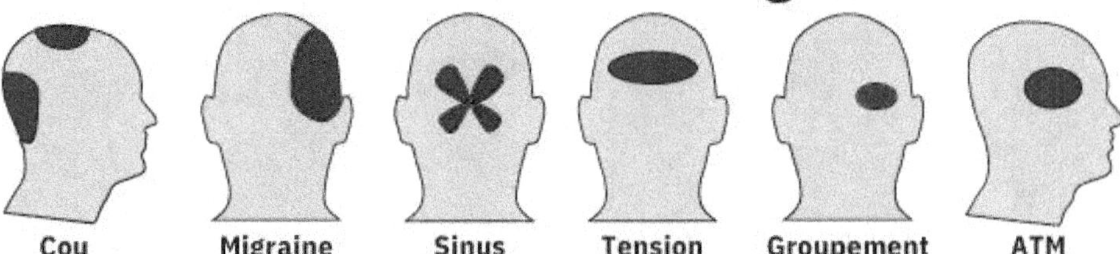

DATE: _______________   TEMPS [ ]: _________   _________

☐ ☐ ☐ ☐ ☐ ☐   🌡 _______

Sévérité de la douleur

1	2	3	4	5	6	7	8	9	10

Déclencheurs

☐ La faim	☐ Insomnie
☐ Lumières vives	☐ Maladie
☐ Café	☐ Fatigue
☐ Stress au travail	☐ Odeurs/ Parfums
☐ Strss à la maison	☐ Motion
☐ Repas sautés	☐ Fatigue des yeux
☐ Anxiété	☐ _______________

Mesures d'allègement

Médicament	
L'eau	
Sommeil	
Exercer	
Autres	
Autres	

Notes: ___________________________________

Livre de bord de la migraine

Livre de bord de la migraine

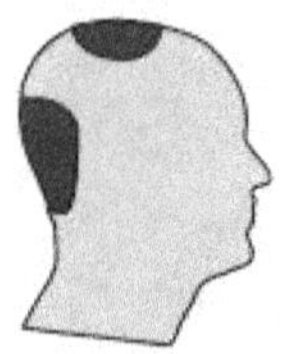
Cou

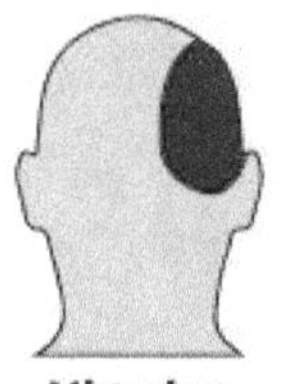
Migraine

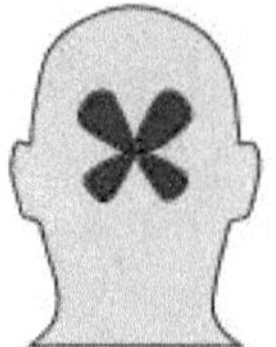
Sinus

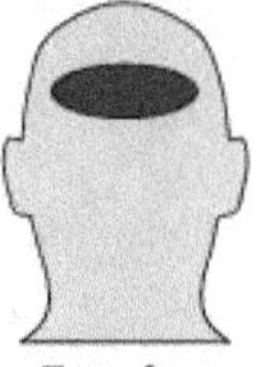
Tension

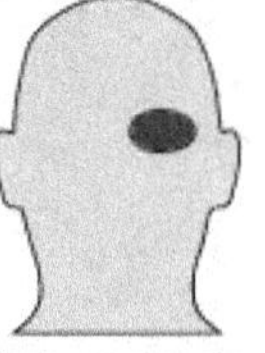
Groupement

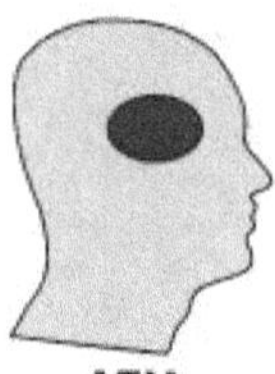
ATM

DATE: _______________   TEMPS [ ]: _______________ _______________

Sévérité de la douleur

1	2	3	4	5	6	7	8	9	10

Déclencheurs

- ☐ La faim
- ☐ Lumières vives
- ☐ Café
- ☐ Stress au travail
- ☐ Strss à la maison
- ☐ Repas sautés
- ☐ Anxiété

- ☐ Insomnie
- ☐ Maladie
- ☐ Fatigue
- ☐ Odeurs/ Parfums
- ☐ Motion
- ☐ Fatigue des yeux
- ☐ _______________

Mesures d'allègement

Médicament	
L'eau	
Sommeil	
Exercer	
Autres	
Autres	

Notes: _______________

Livre de bord de la migraine

Livre de bord de la migraine

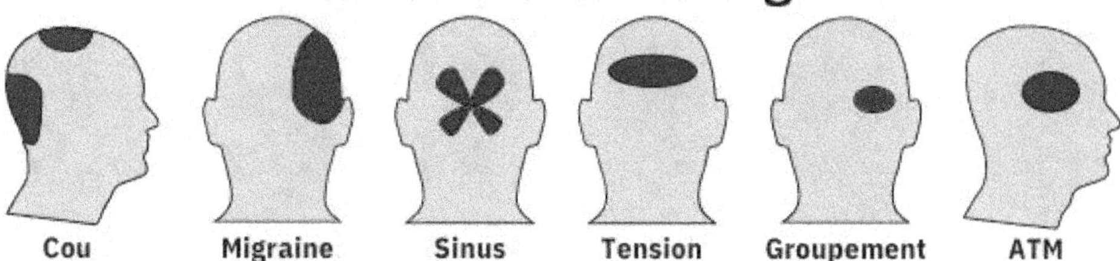

DATE: ______________________   TEMPS [ ]: ____________   ____________

Sévérité de la douleur

1	2	3	4	5	6	7	8	9	10

Déclencheurs

☐ La faim   ☐ Insomnie

☐ Lumières vives   ☐ Maladie

☐ Café   ☐ Fatigue

☐ Stress au travail   ☐ Odeurs/ Parfums

☐ Strss à la maison   ☐ Motion

☐ Repas sautés   ☐ Fatigue des yeux

☐ Anxiété   ☐ ______________

Mesures d'allègement

Médicament	
L'eau	
Sommeil	
Exercer	
Autres	
Autres	

Notes: ____

Livre de bord de la migraine

Livre de bord de la migraine

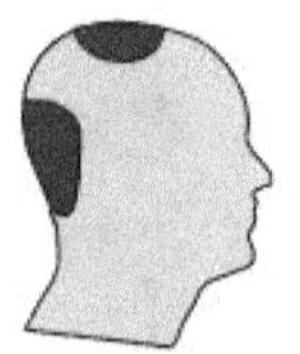
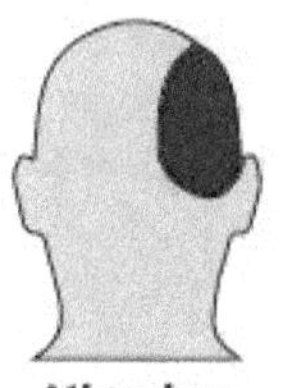
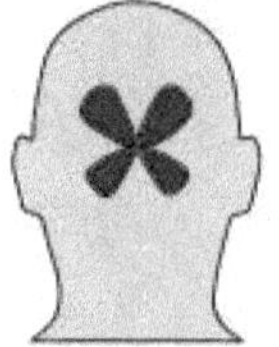
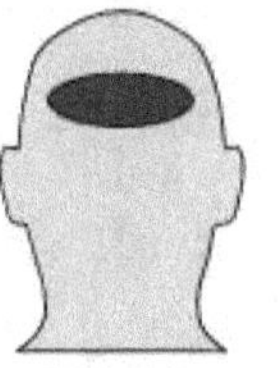
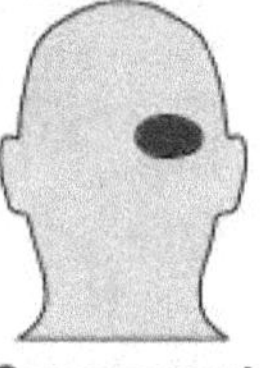
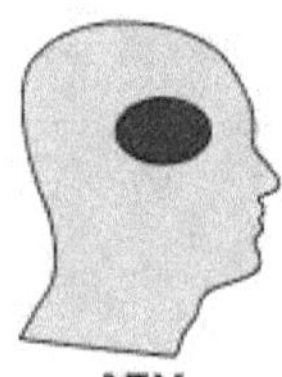

| Cou | Migraine | Sinus | Tension | Groupement | ATM |

DATE: ________________   **TEMPS [ ]:** __________   __________

☐   ☐   ☐   ☐   ☐   ☐   🌡 __________

Sévérité de la douleur

| 1 | 2 | 3 | 4 | 5 | 6 | 7 | 8 | 9 | 10 |

Déclencheurs

☐ La faim ☐ Insomnie

☐ Lumières vives ☐ Maladie

☐ Café ☐ Fatigue

☐ Stress au travail ☐ Odeurs/ Parfums

☐ Strss à la maison ☐ Motion

☐ Repas sautés ☐ Fatigue des yeux

☐ Anxiété ☐ ________________

Mesures d'allègement

Médicament	
L'eau	
Sommeil	
Exercer	
Autres	
Autres	

Notes: ________________________

Livre de bord de la migraine

Livre de bord de la migraine

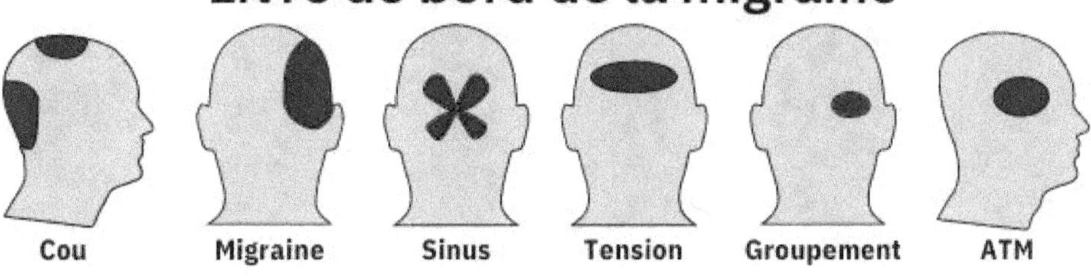

DATE: _______________   TEMPS [ ]: __________   __________

☐   ☐   ☐   ☐   ☐   ☐   🌡 __________

Sévérité de la douleur

| 1 | 2 | 3 | 4 | 5 | 6 | 7 | 8 | 9 | 10 |

Déclencheurs

☐ La faim		☐ Insomnie
☐ Lumières vives		☐ Maladie
☐ Café		☐ Fatigue
☐ Stress au travail		☐ Odeurs/ Parfums
☐ Strss à la maison		☐ Motion
☐ Repas sautés		☐ Fatigue des yeux
☐ Anxiété		☐ _______________

Mesures d'allègement

Médicament	
L'eau	
Sommeil	
Exercer	
Autres	
Autres	

Notes: _______________________________________

Livre de bord de la migraine

Livre de bord de la migraine

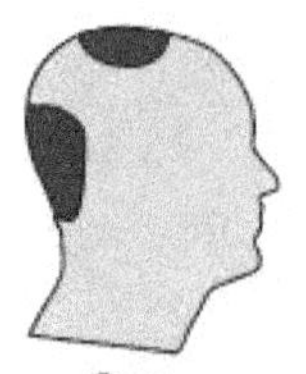

Cou

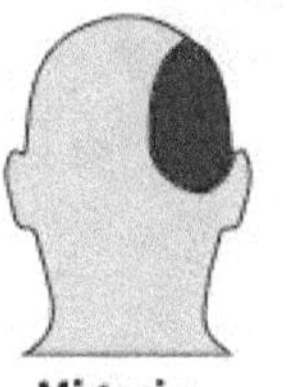

Migraine

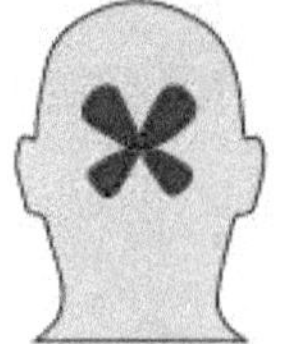

Sinus

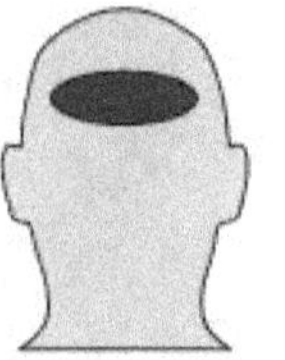

Tension

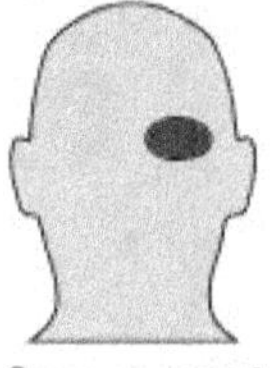

Groupement

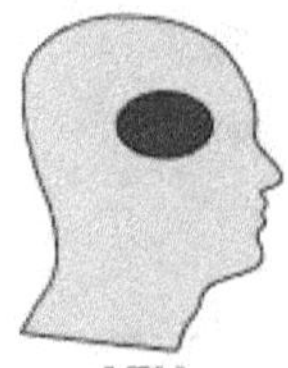

ATM

DATE: _______________   TEMPS [ ]: _________ _________

☐ ☐ ☐ ☐ ☐ ☐ 🌡 _________

Sévérité de la douleur

1	2	3	4	5	6	7	8	9	10

Déclencheurs

☐ La faim	☐ Insomnie
☐ Lumières vives	☐ Maladie
☐ Café	☐ Fatigue
☐ Stress au travail	☐ Odeurs/ Parfums
☐ Strss à la maison	☐ Motion
☐ Repas sautés	☐ Fatigue des yeux
☐ Anxiété	☐ _____________

Mesures d'allègement

Médicament	
L'eau	
Sommeil	
Exercer	
Autres	
Autres	

Notes: _______________________

Livre de bord de la migraine

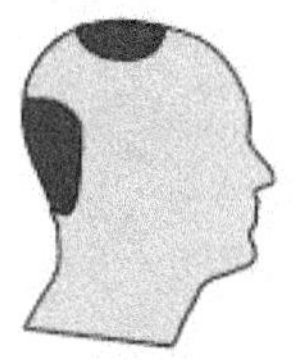
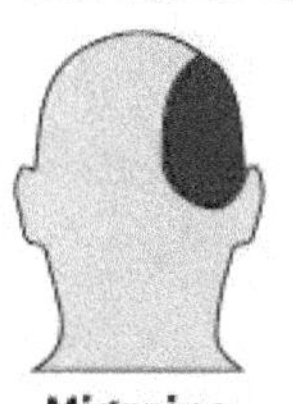
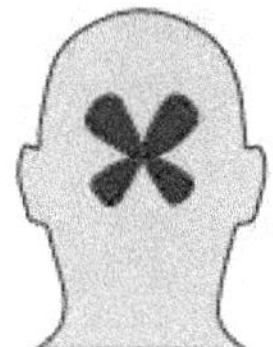
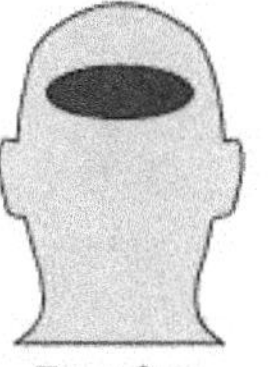
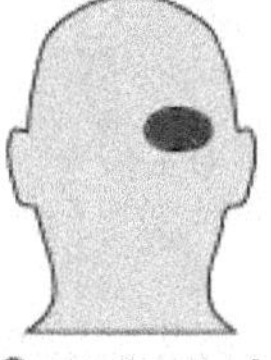
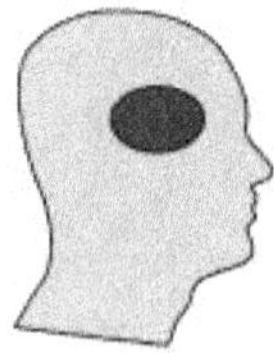

| Cou | Migraine | Sinus | Tension | Groupement | ATM |

DATE: _______________   TEMPS [ ]: __________   __________

Sévérité de la douleur

1	2	3	4	5	6	7	8	9	10

Déclencheurs

- ☐ La faim
- ☐ Lumières vives
- ☐ Café
- ☐ Stress au travail
- ☐ Strss à la maison
- ☐ Repas sautés
- ☐ Anxiété

- ☐ Insomnie
- ☐ Maladie
- ☐ Fatigue
- ☐ Odeurs/ Parfums
- ☐ Motion
- ☐ Fatigue des yeux
- ☐ _______________

Mesures d'allègement

Médicament	
L'eau	
Sommeil	
Exercer	
Autres	
Autres	

Notes: _______________________

Livre de bord de la migraine

Livre de bord de la migraine

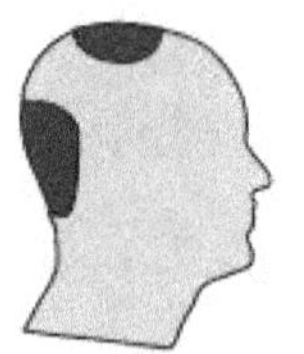 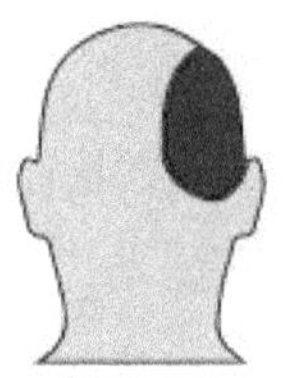 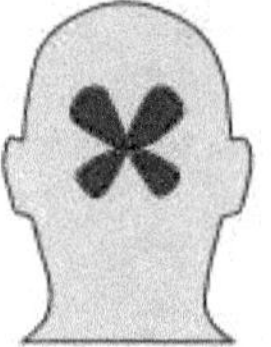 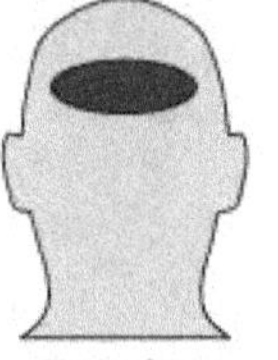 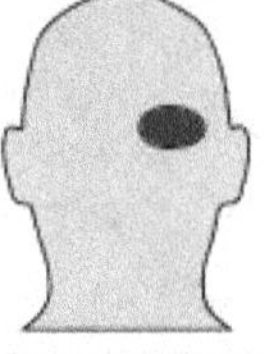 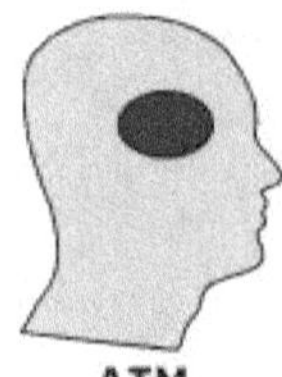

| Cou | Migraine | Sinus | Tension | Groupement | ATM |

DATE: ______________   **TEMPS [ ]:** ____________ ____________

Sévérité de la douleur

| 1 | 2 | 3 | 4 | 5 | 6 | 7 | 8 | 9 | 10 |

Déclencheurs

☐ La faim	☐ Insomnie
☐ Lumières vives	☐ Maladie
☐ Café	☐ Fatigue
☐ Stress au travail	☐ Odeurs/ Parfums
☐ Strss à la maison	☐ Motion
☐ Repas sautés	☐ Fatigue des yeux
☐ Anxiété	☐ ______________

Mesures d'allègement

Médicament	
L'eau	
Sommeil	
Exercer	
Autres	
Autres	

Notes: ________________________________

Livre de bord de la migraine

Livre de bord de la migraine

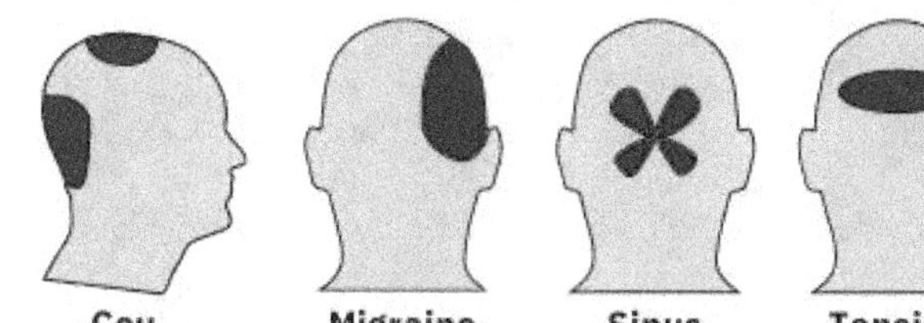
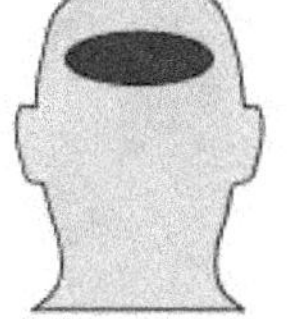
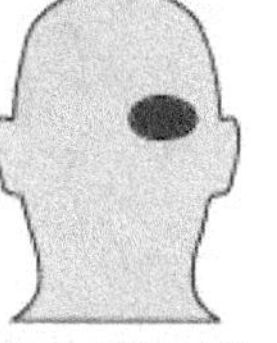
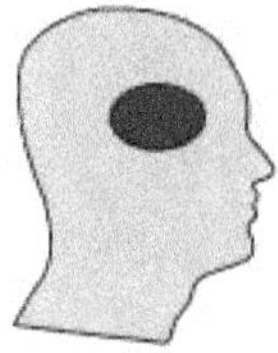

| Cou | Migraine | Sinus | Tension | Groupement | ATM |

DATE: _______________________ **TEMPS [ ]:** _____________ _____________

☐ ☐ ☐ ☐ ☐ ☐ 🌡 _____________

Sévérité de la douleur

| 1 | 2 | 3 | 4 | 5 | 6 | 7 | 8 | 9 | 10 |

Déclencheurs

☐ La faim		☐ Insomnie	
☐ Lumières vives		☐ Maladie	
☐ Café		☐ Fatigue	
☐ Stress au travail		☐ Odeurs/ Parfums	
☐ Strss à la maison		☐ Motion	
☐ Repas sautés		☐ Fatigue des yeux	
☐ Anxiété		☐ _______________	

Mesures d'allègement

Médicament	
L'eau	
Sommeil	
Exercer	
Autres	
Autres	

Notes: _______________________________

Livre de bord de la migraine

Livre de bord de la migraine

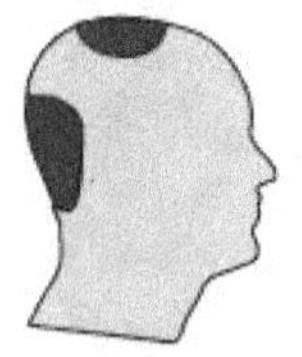 Cou
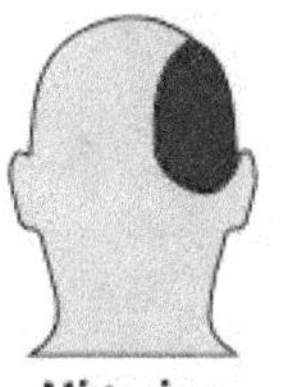 Migraine
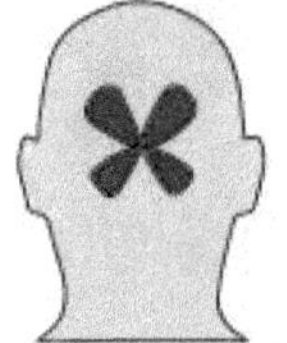 Sinus
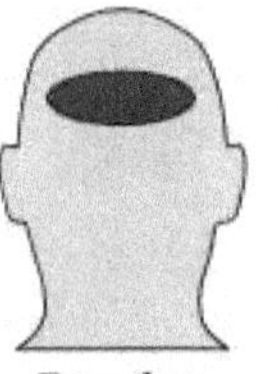 Tension
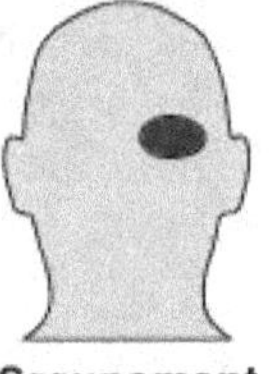 Groupement
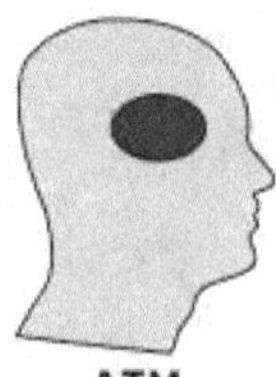 ATM

DATE: ________________   TEMPS [ ]: __________   __________

☐   ☐   ☐   ☐   ☐   ☐

Sévérité de la douleur

1	2	3	4	5	6	7	8	9	10

Déclencheurs

☐ La faim   ☐ Insomnie
☐ Lumières vives   ☐ Maladie
☐ Café   ☐ Fatigue
☐ Stress au travail   ☐ Odeurs/ Parfums
☐ Strss à la maison   ☐ Motion
☐ Repas sautés   ☐ Fatigue des yeux
☐ Anxiété   ☐ ________________

Mesures d'allègement

Médicament	
L'eau	
Sommeil	
Exercer	
Autres	
Autres	

Notes: ___________________________________

Livre de bord de la migraine

Livre de bord de la migraine

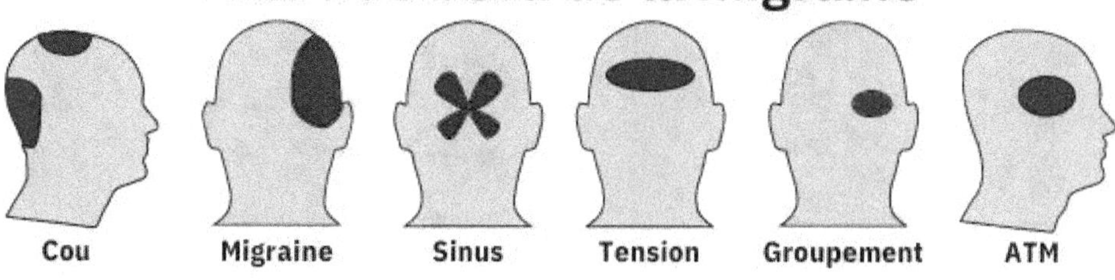

DATE: _______________   TEMPS [ ]: _______________ _______________

Sévérité de la douleur

1	2	3	4	5	6	7	8	9	10

Déclencheurs

- ☐ La faim
- ☐ Lumières vives
- ☐ Café
- ☐ Stress au travail
- ☐ Strss à la maison
- ☐ Repas sautés
- ☐ Anxiété

- ☐ Insomnie
- ☐ Maladie
- ☐ Fatigue
- ☐ Odeurs/ Parfums
- ☐ Motion
- ☐ Fatigue des yeux
- ☐ _______________

Mesures d'allègement

Médicament	
L'eau	
Sommeil	
Exercer	
Autres	
Autres	

Notes: ____

Livre de bord de la migraine

Livre de bord de la migraine

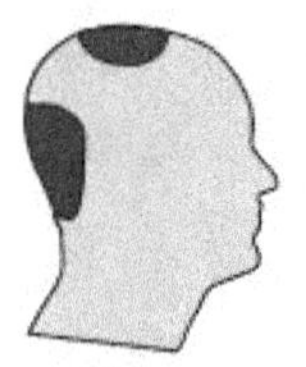 Cou

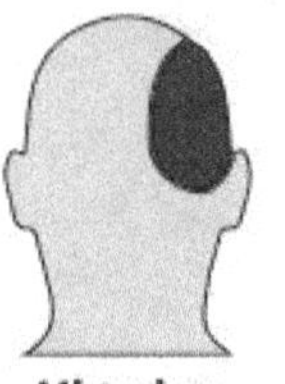 Migraine

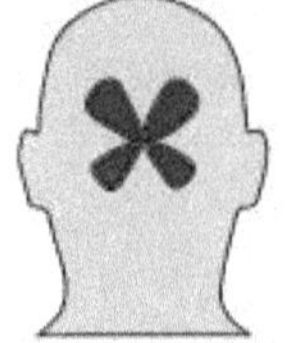 Sinus

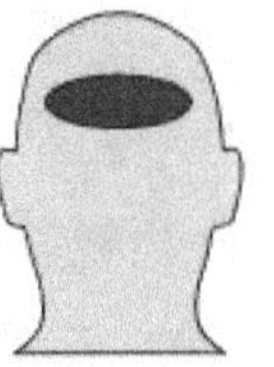 Tension

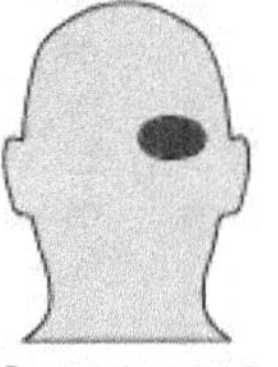 Groupement

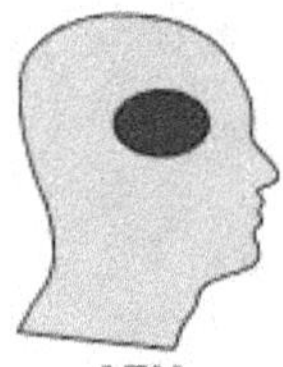 ATM

DATE: _______________   TEMPS [ ]: _______________

☐   ☐   ☐   ☐   ☐   ☐

Sévérité de la douleur

1	2	3	4	5	6	7	8	9	10

Déclencheurs

☐ La faim   ☐ Insomnie

☐ Lumières vives   ☐ Maladie

☐ Café   ☐ Fatigue

☐ Stress au travail   ☐ Odeurs/ Parfums

☐ Strss à la maison   ☐ Motion

☐ Repas sautés   ☐ Fatigue des yeux

☐ Anxiété   ☐ _______________

Mesures d'allègement

Médicament	
L'eau	
Sommeil	
Exercer	
Autres	
Autres	

Notes: _______________

Livre de bord de la migraine

Livre de bord de la migraine

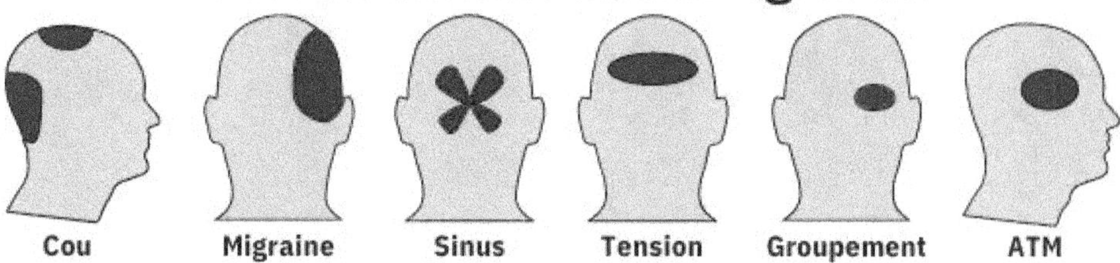

DATE: ______________   TEMPS [ ]: ______________

Sévérité de la douleur

1	2	3	4	5	6	7	8	9	10

Déclencheurs

- ☐ La faim
- ☐ Lumières vives
- ☐ Café
- ☐ Stress au travail
- ☐ Strss à la maison
- ☐ Repas sautés
- ☐ Anxiété

- ☐ Insomnie
- ☐ Maladie
- ☐ Fatigue
- ☐ Odeurs/ Parfums
- ☐ Motion
- ☐ Fatigue des yeux
- ☐ ______________

Mesures d'allègement

Médicament	
L'eau	
Sommeil	
Exercer	
Autres	
Autres	

Notes: ______________

Livre de bord de la migraine

Livre de bord de la migraine

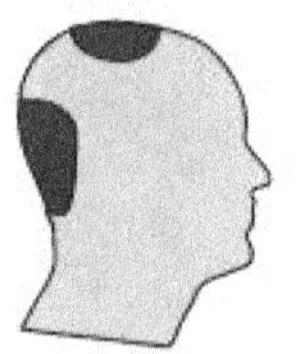
Cou
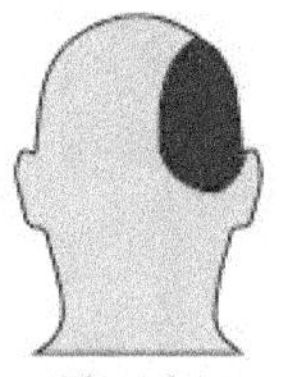
Migraine
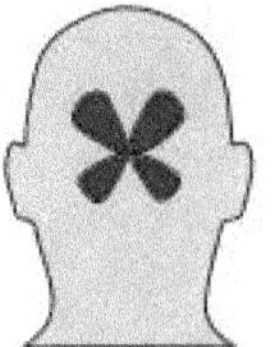
Sinus
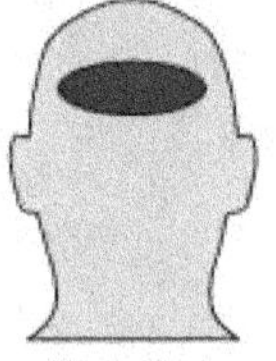
Tension
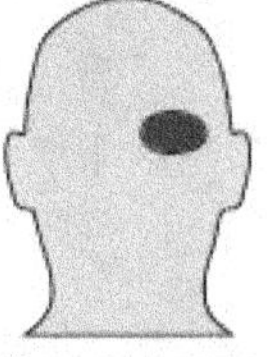
Groupement
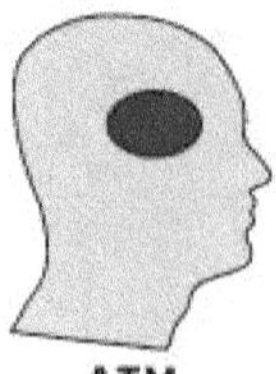
ATM

DATE: ___________________   TEMPS [ ]: ___________________

☀ ☐   ⛅ ☐   🌤 ☐   🌦 ☐   🌧 ☐   🌨 ☐   🌡 __________

Sévérité de la douleur

1	2	3	4	5	6	7	8	9	10

Déclencheurs

☐ La faim	☐ Insomnie
☐ Lumières vives	☐ Maladie
☐ Café	☐ Fatigue
☐ Stress au travail	☐ Odeurs/ Parfums
☐ Strss à la maison	☐ Motion
☐ Repas sautés	☐ Fatigue des yeux
☐ Anxiété	☐ _______________

Mesures d'allègement

Médicament	
L'eau	
Sommeil	
Exercer	
Autres	
Autres	

Notes: _______________________________________

Livre de bord de la migraine

Livre de bord de la migraine

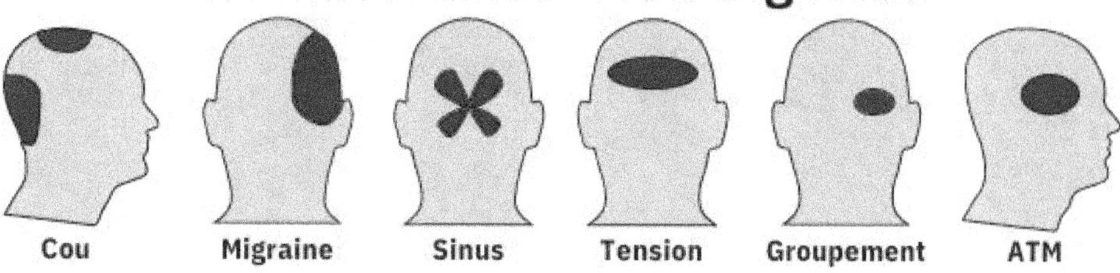

DATE: ______________________   TEMPS [ ]: ________________   ____________

Sévérité de la douleur

1	2	3	4	5	6	7	8	9	10

Déclencheurs

☐	La faim	☐	Insomnie
☐	Lumières vives	☐	Maladie
☐	Café	☐	Fatigue
☐	Stress au travail	☐	Odeurs/ Parfums
☐	Strss à la maison	☐	Motion
☐	Repas sautés	☐	Fatigue des yeux
☐	Anxiété	☐	_______________

Mesures d'allègement

Médicament	
L'eau	
Sommeil	
Exercer	
Autres	
Autres	

Notes: ____

Livre de bord de la migraine

Livre de bord de la migraine

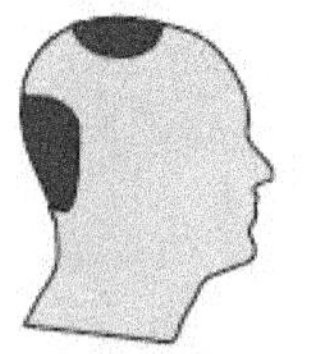
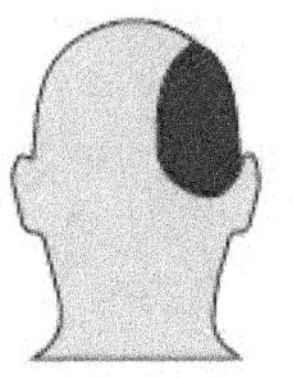
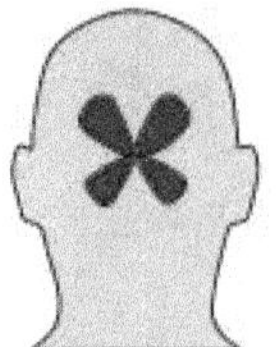
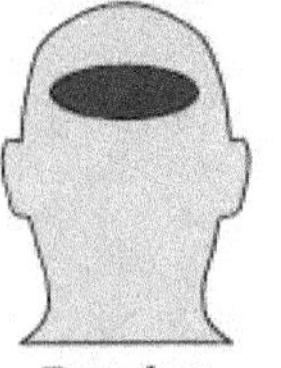
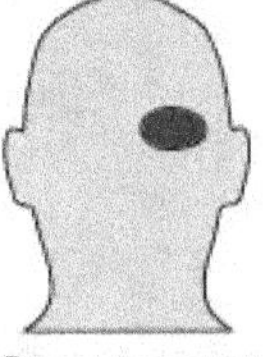
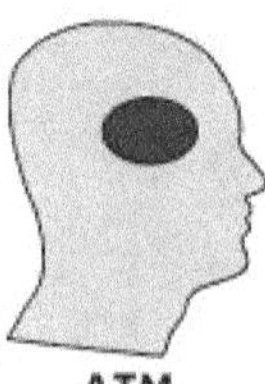

Cou   Migraine   Sinus   Tension   Groupement   ATM

DATE: _______________   TEMPS [ ]: _______________   _______________

Sévérité de la douleur

1	2	3	4	5	6	7	8	9	10

Déclencheurs

- [ ] La faim
- [ ] Lumières vives
- [ ] Café
- [ ] Stress au travail
- [ ] Strss à la maison
- [ ] Repas sautés
- [ ] Anxiété
- [ ] Insomnie
- [ ] Maladie
- [ ] Fatigue
- [ ] Odeurs/ Parfums
- [ ] Motion
- [ ] Fatigue des yeux
- [ ] _______________

Mesures d'allègement

Médicament	
L'eau	
Sommeil	
Exercer	
Autres	
Autres	

Notes: _______________

Livre de bord de la migraine

Livre de bord de la migraine

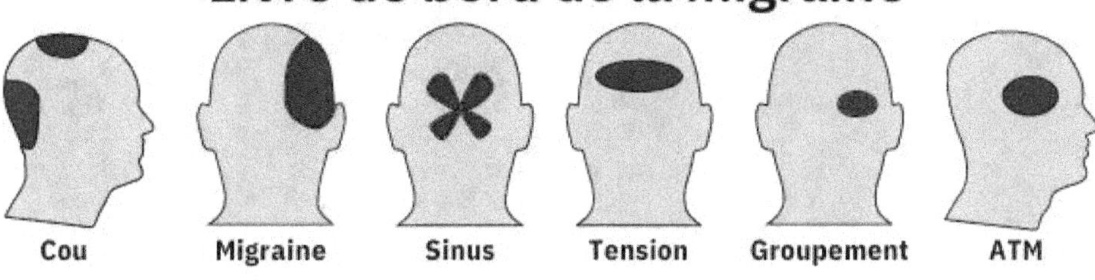

DATE: _______________   TEMPS [ ]: _________   _________

Sévérité de la douleur

1	2	3	4	5	6	7	8	9	10

Déclencheurs

☐ La faim   ☐ Insomnie

☐ Lumières vives   ☐ Maladie

☐ Café   ☐ Fatigue

☐ Stress au travail   ☐ Odeurs/ Parfums

☐ Strss à la maison   ☐ Motion

☐ Repas sautés   ☐ Fatigue des yeux

☐ Anxiété   ☐ _______________

Mesures d'allègement

Médicament	
L'eau	
Sommeil	
Exercer	
Autres	
Autres	

Notes: _______________

Livre de bord de la migraine

Livre de bord de la migraine

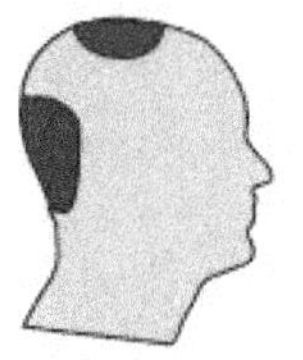 Cou

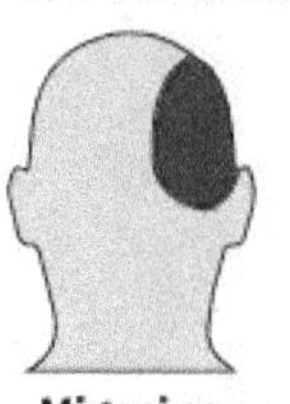 Migraine

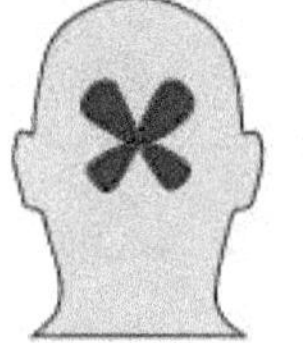 Sinus

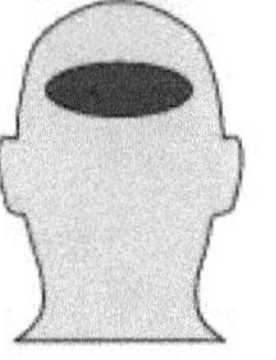 Tension

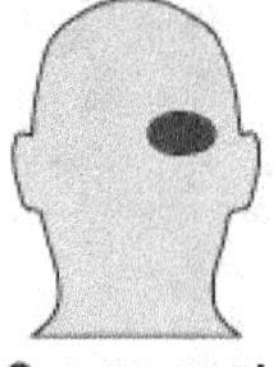 Groupement

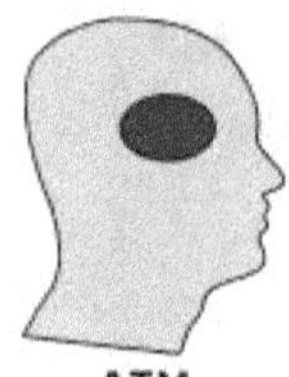 ATM

DATE: _______________ **TEMPS [ ]:** _______________ _______________

☐ ☐ ☐ ☐ ☐ ☐

Sévérité de la douleur

1	2	3	4	5	6	7	8	9	10

Déclencheurs

☐ La faim   ☐ Insomnie
☐ Lumières vives   ☐ Maladie
☐ Café   ☐ Fatigue
☐ Stress au travail ☐ Odeurs/ Parfums
☐ Strss à la maison ☐ Motion
☐ Repas sautés   ☐ Fatigue des yeux
☐ Anxiété   ☐ _______________

Mesures d'allègement

Médicament	
L'eau	
Sommeil	
Exercer	
Autres	
Autres	

Notes: _______________

Livre de bord de la migraine

Livre de bord de la migraine

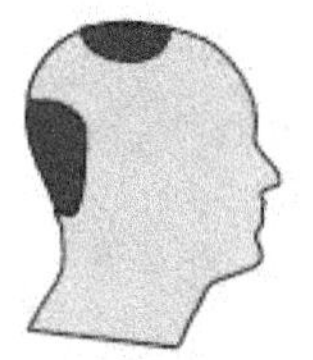

Cou

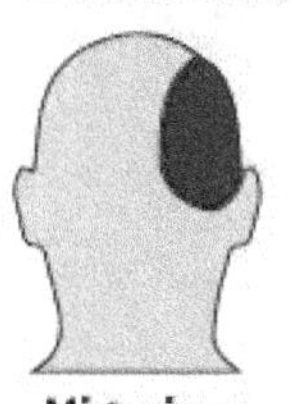

Migraine

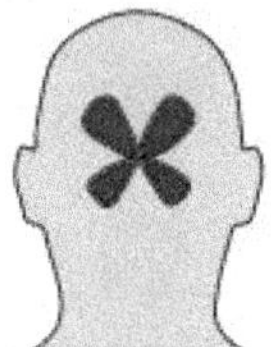

Sinus

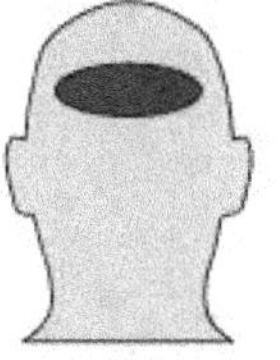

Tension

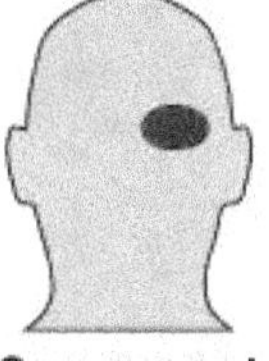

Groupement

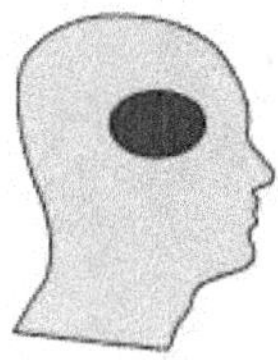

ATM

DATE: _______________   TEMPS [ ]: __________   __________

Sévérité de la douleur

1	2	3	4	5	6	7	8	9	10

Déclencheurs

- ☐ La faim
- ☐ Lumières vives
- ☐ Café
- ☐ Stress au travail
- ☐ Strss à la maison
- ☐ Repas sautés
- ☐ Anxiété

- ☐ Insomnie
- ☐ Maladie
- ☐ Fatigue
- ☐ Odeurs/ Parfums
- ☐ Motion
- ☐ Fatigue des yeux
- ☐ _______________

Mesures d'allègement

Médicament	
L'eau	
Sommeil	
Exercer	
Autres	
Autres	

Notes: _______________________________

Livre de bord de la migraine

Livre de bord de la migraine

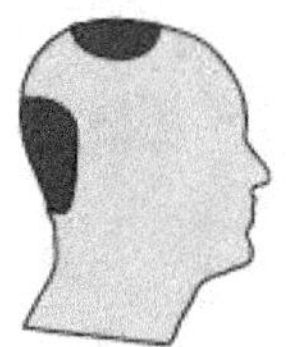 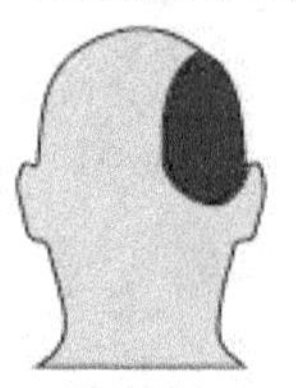 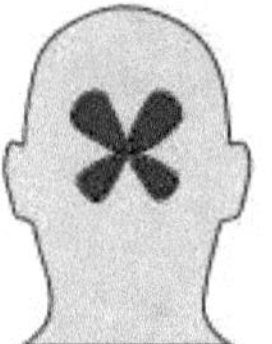 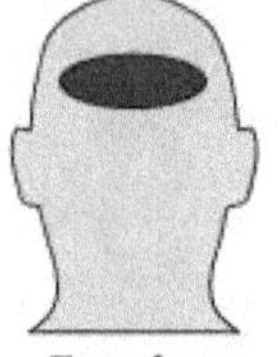 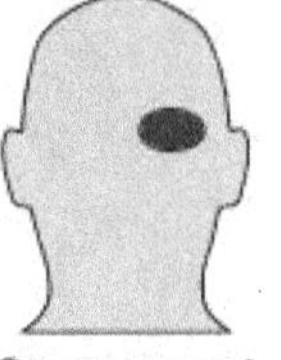 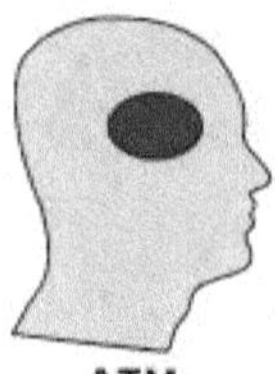

| Cou | Migraine | Sinus | Tension | Groupement | ATM |

DATE: _______________ **TEMPS [ ]:** __________ __________

☐ ☐ ☐ ☐ ☐ ☐ 🌡 _______

Sévérité de la douleur

1	2	3	4	5	6	7	8	9	10

Déclencheurs

☐ La faim   ☐ Insomnie

☐ Lumières vives   ☐ Maladie

☐ Café   ☐ Fatigue

☐ Stress au travail   ☐ Odeurs/ Parfums

☐ Strss à la maison   ☐ Motion

☐ Repas sautés   ☐ Fatigue des yeux

☐ Anxiété   ☐ _______________

Mesures d'allègement

Médicament	
L'eau	
Sommeil	
Exercer	
Autres	
Autres	

Notes: _______________________________________

Livre de bord de la migraine

Livre de bord de la migraine

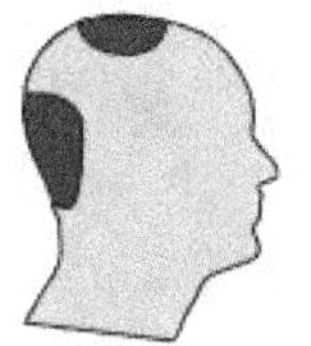
Cou

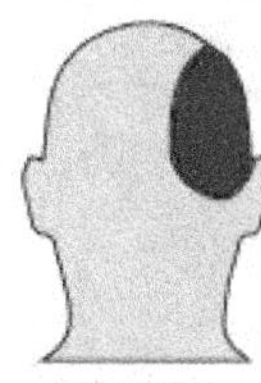
Migraine

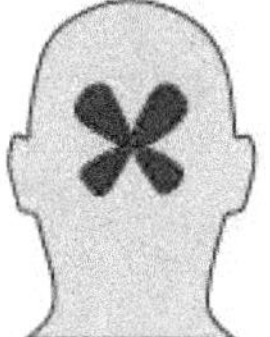
Sinus

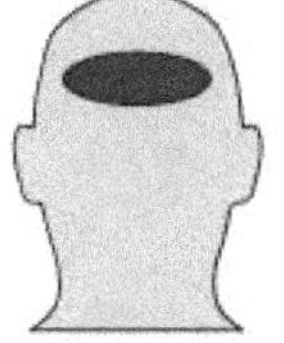
Tension

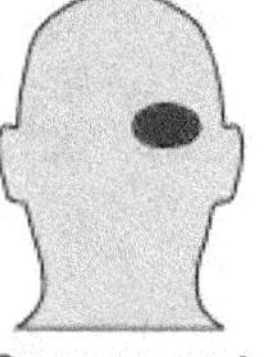
Groupement

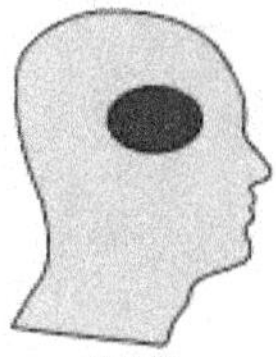
ATM

DATE: _______________   TEMPS [ ]: _______________   _______________

☐   ☐   ☐   ☐   ☐   ☐   🌡 _______

Sévérité de la douleur

1	2	3	4	5	6	7	8	9	10

Déclencheurs

☐ La faim   ☐ Insomnie

☐ Lumières vives   ☐ Maladie

☐ Café   ☐ Fatigue

☐ Stress au travail   ☐ Odeurs/ Parfums

☐ Strss à la maison   ☐ Motion

☐ Repas sautés   ☐ Fatigue des yeux

☐ Anxiété   ☐ _______________

Mesures d'allègement

Médicament	
L'eau	
Sommeil	
Exercer	
Autres	
Autres	

Notes: ____

Livre de bord de la migraine

Livre de bord de la migraine

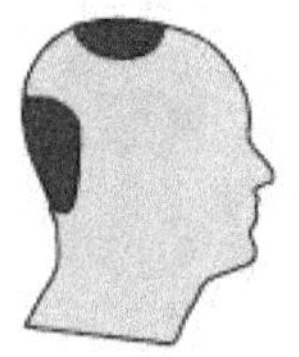
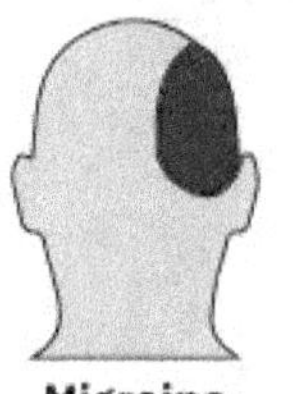
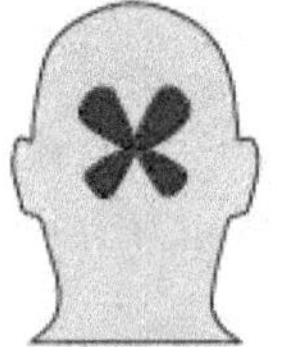
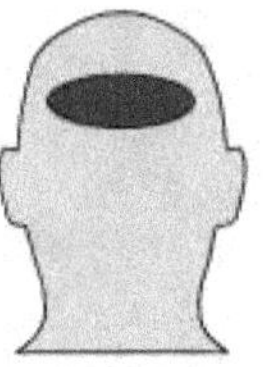
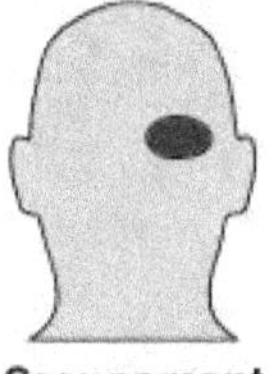
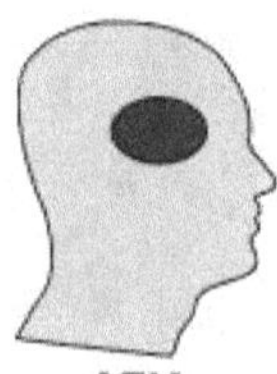

Cou	Migraine	Sinus	Tension	Groupement	ATM

DATE: _______________   TEMPS [ ]: __________   __________

Sévérité de la douleur

1	2	3	4	5	6	7	8	9	10

Déclencheurs

☐ La faim   ☐ Insomnie

☐ Lumières vives   ☐ Maladie

☐ Café   ☐ Fatigue

☐ Stress au travail   ☐ Odeurs/ Parfums

☐ Strss à la maison   ☐ Motion

☐ Repas sautés   ☐ Fatigue des yeux

☐ Anxiété   ☐ _______________

Mesures d'allègement

Médicament	
L'eau	
Sommeil	
Exercer	
Autres	
Autres	

Notes: _______________

Livre de bord de la migraine

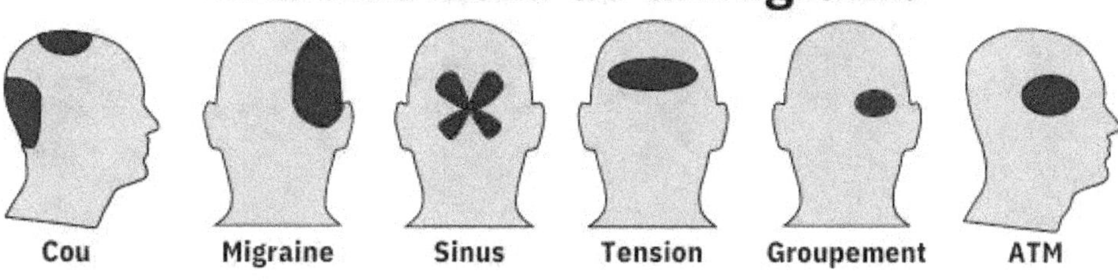

DATE: _____________   TEMPS [ ]: _____________   _____________

Sévérité de la douleur

1	2	3	4	5	6	7	8	9	10

Déclencheurs

☐ La faim   ☐ Insomnie

☐ Lumières vives   ☐ Maladie

☐ Café   ☐ Fatigue

☐ Stress au travail   ☐ Odeurs/ Parfums

☐ Strss à la maison   ☐ Motion

☐ Repas sautés   ☐ Fatigue des yeux

☐ Anxiété   ☐ _____________

Mesures d'allègement

Médicament	
L'eau	
Sommeil	
Exercer	
Autres	
Autres	

Notes: _____________________

Livre de bord de la migraine

Livre de bord de la migraine

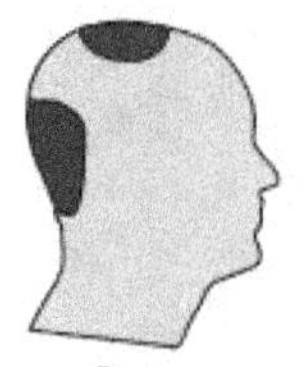 Cou

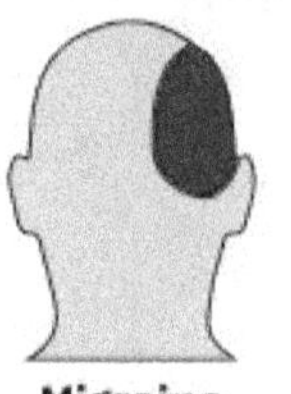 Migraine

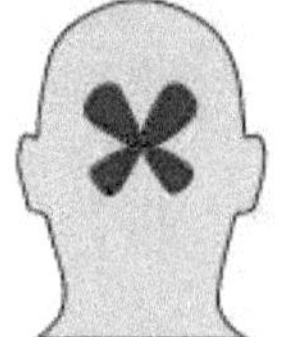 Sinus

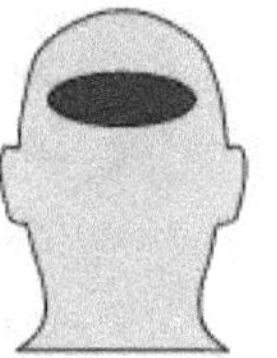 Tension

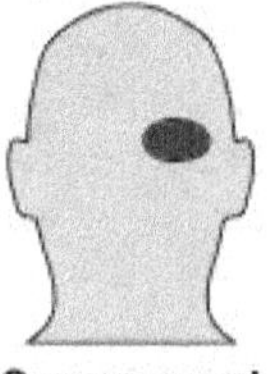 Groupement

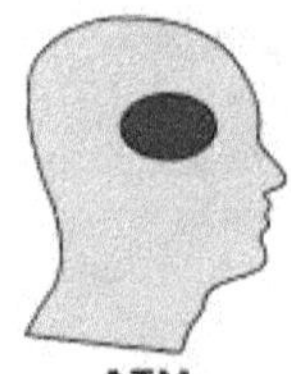 ATM

DATE: _______________ TEMPS [ ]: _________ _________

☐ ☐ ☐ ☐ ☐ ☐

Sévérité de la douleur

1	2	3	4	5	6	7	8	9	10

Déclencheurs

☐ La faim ☐ Insomnie

☐ Lumières vives ☐ Maladie

☐ Café ☐ Fatigue

☐ Stress au travail ☐ Odeurs/ Parfums

☐ Strss à la maison ☐ Motion

☐ Repas sautés ☐ Fatigue des yeux

☐ Anxiété ☐ _______________

Mesures d'allègement

Médicament	
L'eau	
Sommeil	
Exercer	
Autres	
Autres	

Notes: _______________

Livre de bord de la migraine

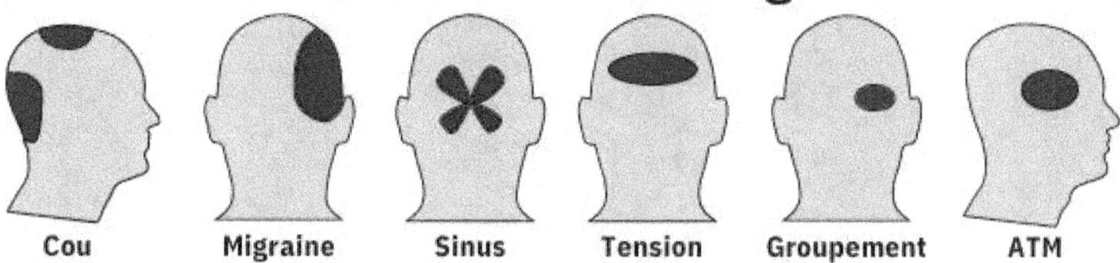

DATE: _______________   TEMPS [ ]: __________   __________

Sévérité de la douleur

1	2	3	4	5	6	7	8	9	10

Déclencheurs

- ☐ La faim
- ☐ Lumières vives
- ☐ Café
- ☐ Stress au travail
- ☐ Strss à la maison
- ☐ Repas sautés
- ☐ Anxiété

- ☐ Insomnie
- ☐ Maladie
- ☐ Fatigue
- ☐ Odeurs/ Parfums
- ☐ Motion
- ☐ Fatigue des yeux
- ☐ _______________

Mesures d'allègement

Médicament	
L'eau	
Sommeil	
Exercer	
Autres	
Autres	

Notes: ____

Livre de bord de la migraine

Livre de bord de la migraine

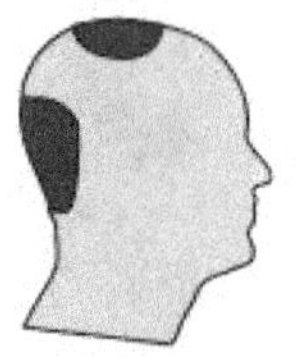 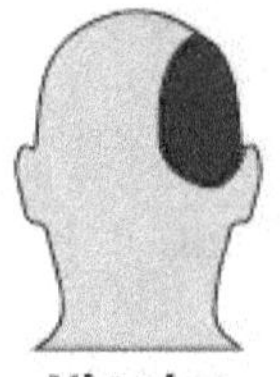 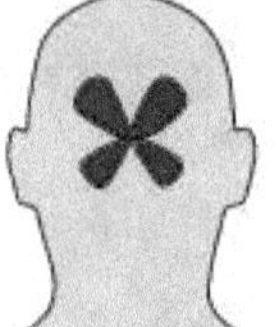 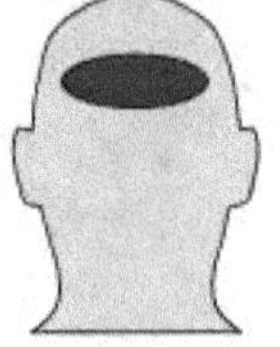 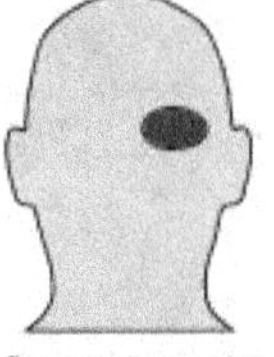 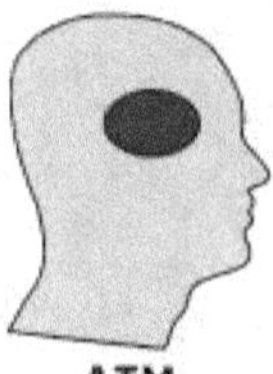

Cou	Migraine	Sinus	Tension	Groupement	ATM

DATE: ___________________   TEMPS [ ]: __________   __________

☐   ☐   ☐   ☐   ☐   ☐   🌡 __________

Sévérité de la douleur

1	2	3	4	5	6	7	8	9	10

Déclencheurs

☐ La faim	☐ Insomnie
☐ Lumières vives	☐ Maladie
☐ Café	☐ Fatigue
☐ Stress au travail	☐ Odeurs/ Parfums
☐ Strss à la maison	☐ Motion
☐ Repas sautés	☐ Fatigue des yeux
☐ Anxiété	☐ ________________

Mesures d'allègement

Médicament	
L'eau	
Sommeil	
Exercer	
Autres	
Autres	

Notes: ____

Livre de bord de la migraine

Livre de bord de la migraine

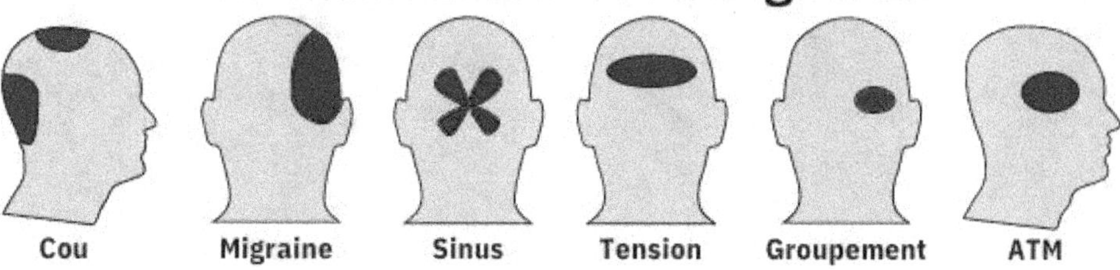

DATE: ___________________   TEMPS [ ]: __________   __________

Sévérité de la douleur

1	2	3	4	5	6	7	8	9	10

Déclencheurs

☐ La faim	☐ Insomnie
☐ Lumières vives	☐ Maladie
☐ Café	☐ Fatigue
☐ Stress au travail	☐ Odeurs/ Parfums
☐ Strss à la maison	☐ Motion
☐ Repas sautés	☐ Fatigue des yeux
☐ Anxiété	☐ ________________

Mesures d'allègement

Médicament	
L'eau	
Sommeil	
Exercer	
Autres	
Autres	

Notes: ____

Livre de bord de la migraine

Livre de bord de la migraine

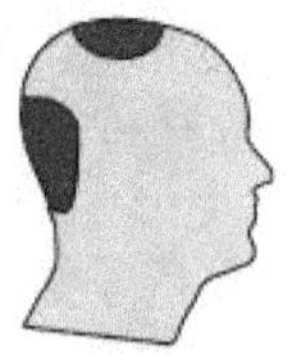
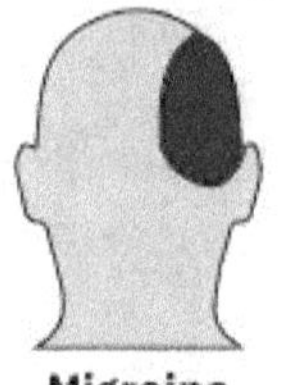
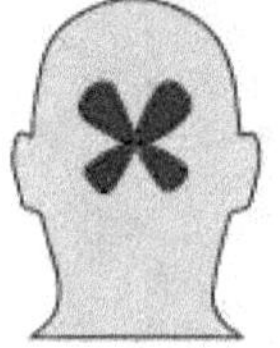
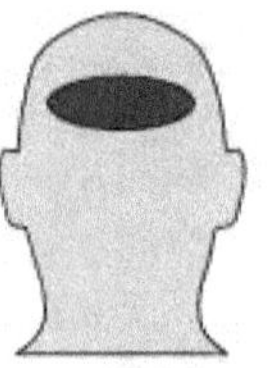
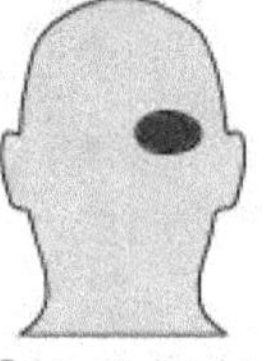
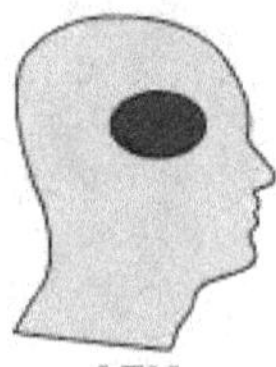

Cou	Migraine	Sinus	Tension	Groupement	ATM

DATE: _______________   **TEMPS [ ]:** __________   __________

☐   ☐   ☐   ☐   ☐   ☐   🌡 __________

Sévérité de la douleur

1	2	3	4	5	6	7	8	9	10

Déclencheurs

☐ La faim	☐ Insomnie
☐ Lumières vives	☐ Maladie
☐ Café	☐ Fatigue
☐ Stress au travail	☐ Odeurs/ Parfums
☐ Strss à la maison	☐ Motion
☐ Repas sautés	☐ Fatigue des yeux
☐ Anxiété	☐ _______________

Mesures d'allègement

Médicament	
L'eau	
Sommeil	
Exercer	
Autres	
Autres	

Notes: _______________________________

Livre de bord de la migraine

Livre de bord de la migraine

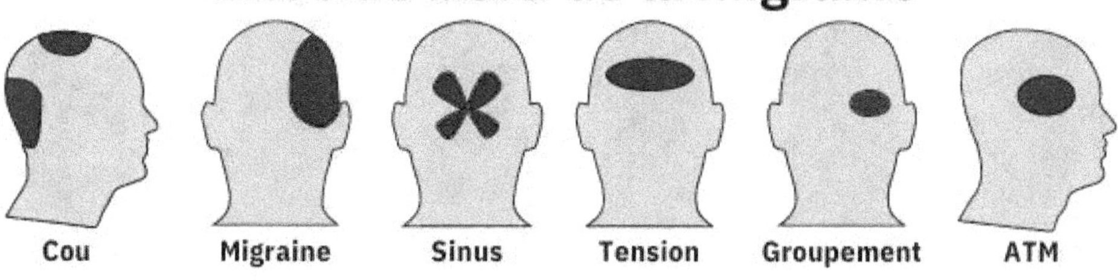

DATE: _______________   **TEMPS [ ]:** _____________ _____________

Sévérité de la douleur

1	2	3	4	5	6	7	8	9	10

Déclencheurs

☐ La faim	☐ Insomnie
☐ Lumières vives	☐ Maladie
☐ Café	☐ Fatigue
☐ Stress au travail	☐ Odeurs/ Parfums
☐ Strss à la maison	☐ Motion
☐ Repas sautés	☐ Fatigue des yeux
☐ Anxiété	☐ _______________

Mesures d'allègement

Médicament	
L'eau	
Sommeil	
Exercer	
Autres	
Autres	

Notes: _______________________________

Livre de bord de la migraine

Livre de bord de la migraine

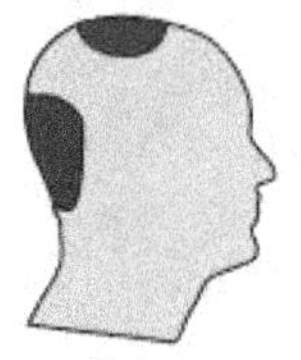

Cou

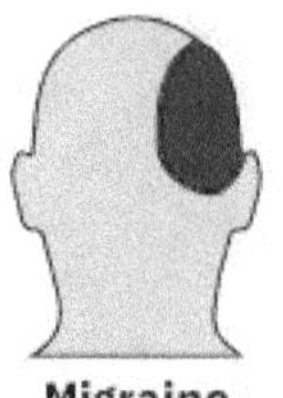

Migraine

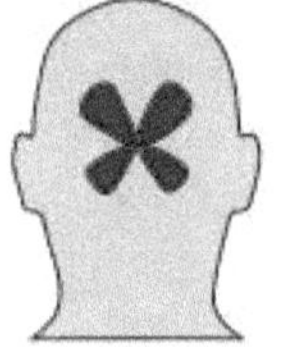

Sinus

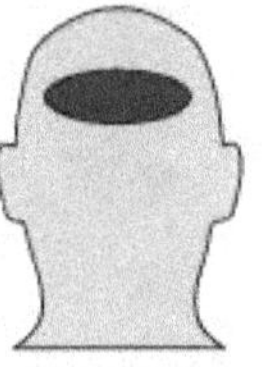

Tension

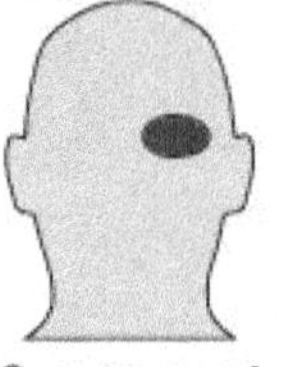

Groupement

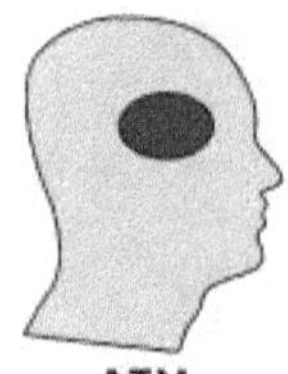

ATM

DATE: _____________   TEMPS [ ]: _____________ _____________

☐   ☐   ☐   ☐   ☐   ☐   _____________

Sévérité de la douleur

1	2	3	4	5	6	7	8	9	10

Déclencheurs

☐ La faim   ☐ Insomnie

☐ Lumières vives   ☐ Maladie

☐ Café   ☐ Fatigue

☐ Stress au travail ☐ Odeurs/ Parfums

☐ Strss à la maison ☐ Motion

☐ Repas sautés   ☐ Fatigue des yeux

☐ Anxiété   ☐ _____________

Mesures d'allègement

Médicament	
L'eau	
Sommeil	
Exercer	
Autres	
Autres	

Notes: _____________

Livre de bord de la migraine

Livre de bord de la migraine

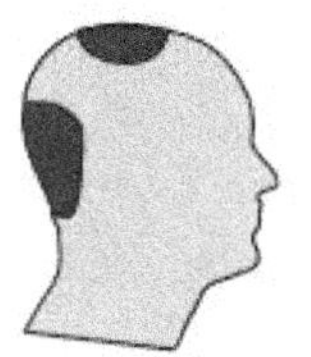 Cou

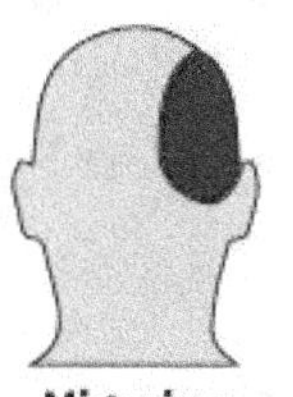 Migraine

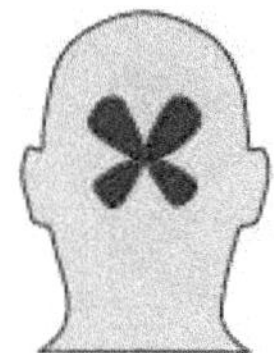 Sinus

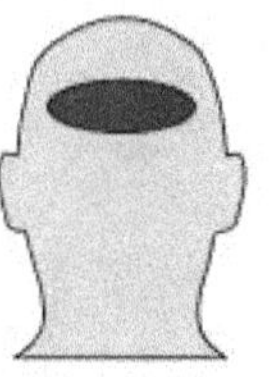 Tension

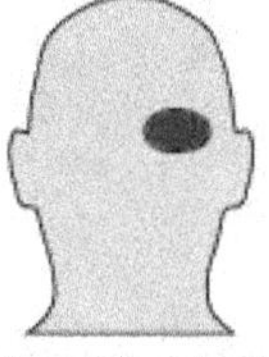 Groupement

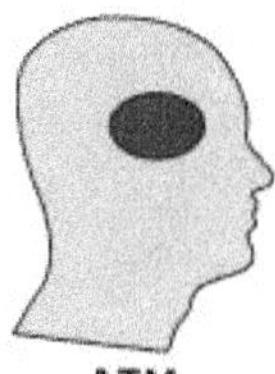 ATM

DATE: _____________   TEMPS [ ]: _____________ _____________

□   □   □   □   □   □   🌡 _______

Sévérité de la douleur

1	2	3	4	5	6	7	8	9	10

Déclencheurs

□ La faim	□ Insomnie
□ Lumières vives	□ Maladie
□ Café	□ Fatigue
□ Stress au travail	□ Odeurs/ Parfums
□ Strss à la maison	□ Motion
□ Repas sautés	□ Fatigue des yeux
□ Anxiété	□ _______________

Mesures d'allègement

Médicament	
L'eau	
Sommeil	
Exercer	
Autres	
Autres	

Notes: _______________________________________

Livre de bord de la migraine

Livre de bord de la migraine

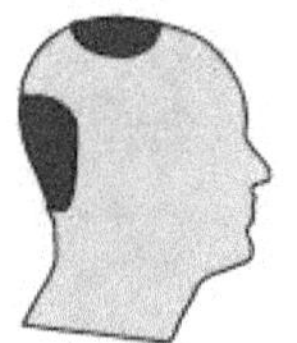 Cou
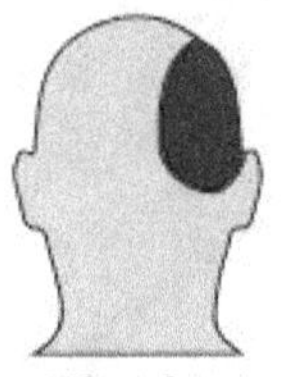 Migraine
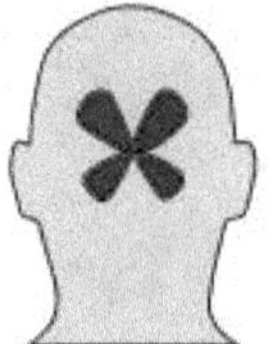 Sinus
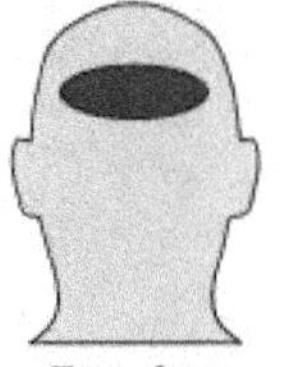 Tension
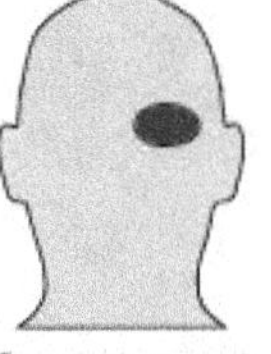 Groupement
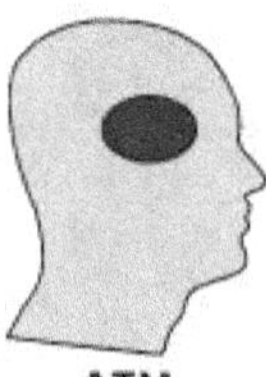 ATM

DATE: _______________   TEMPS [ ]: _______________

☐ ☐ ☐ ☐ ☐ ☐   🌡 _______________

Sévérité de la douleur

1	2	3	4	5	6	7	8	9	10

Déclencheurs

☐ La faim	☐ Insomnie
☐ Lumières vives	☐ Maladie
☐ Café	☐ Fatigue
☐ Stress au travail	☐ Odeurs/ Parfums
☐ Strss à la maison	☐ Motion
☐ Repas sautés	☐ Fatigue des yeux
☐ Anxiété	☐ _______________

Mesures d'allègement

Médicament	
L'eau	
Sommeil	
Exercer	
Autres	
Autres	

Notes: _______________________________________

Livre de bord de la migraine

Livre de bord de la migraine

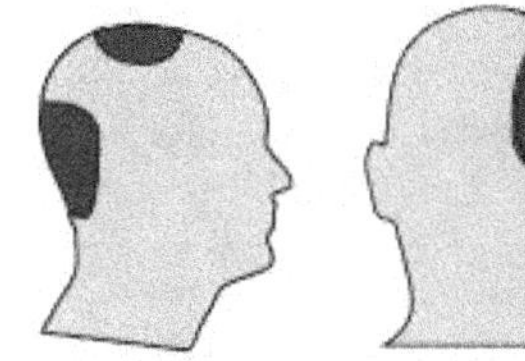 Cou

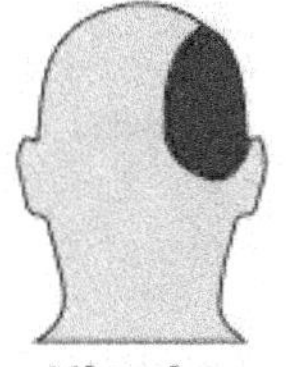 Migraine

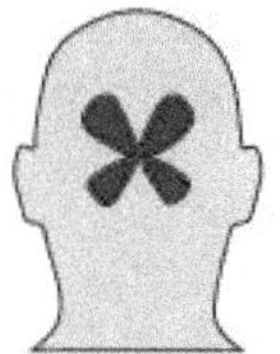 Sinus

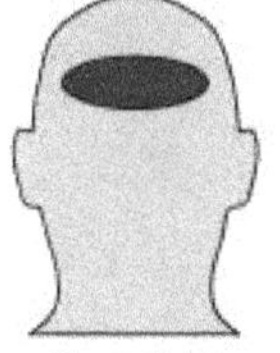 Tension

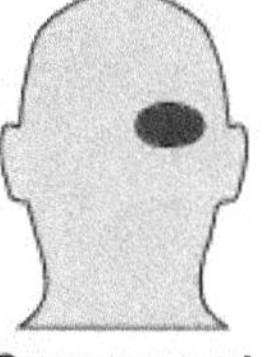 Groupement

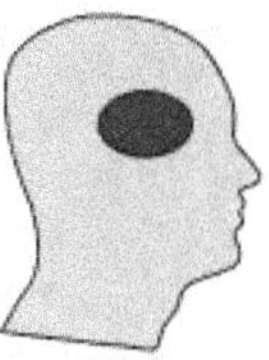 ATM

DATE: ______________________   TEMPS [ ]: ____________ ____________

☐ ☐ ☐ ☐ ☐ ☐   🌡 ____________

Sévérité de la douleur

1	2	3	4	5	6	7	8	9	10

Déclencheurs

☐ La faim	☐ Insomnie
☐ Lumières vives	☐ Maladie
☐ Café	☐ Fatigue
☐ Stress au travail	☐ Odeurs/ Parfums
☐ Strss à la maison	☐ Motion
☐ Repas sautés	☐ Fatigue des yeux
☐ Anxiété	☐ __________________

Mesures d'allègement

Médicament	
L'eau	
Sommeil	
Exercer	
Autres	
Autres	

Notes: ________________________________

Livre de bord de la migraine

Livre de bord de la migraine

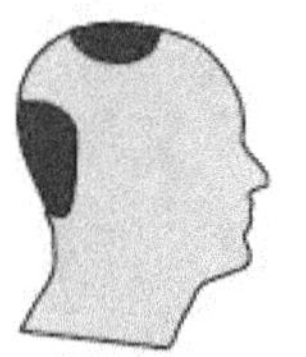
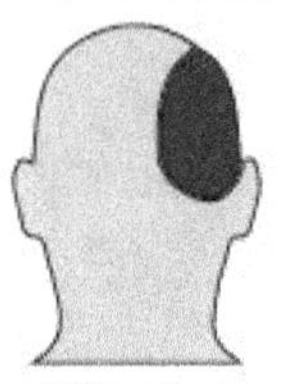
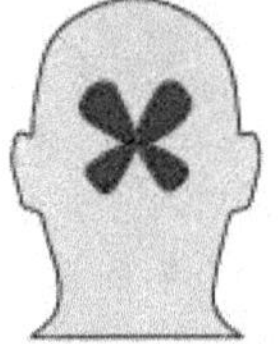
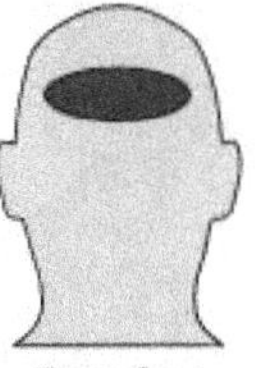
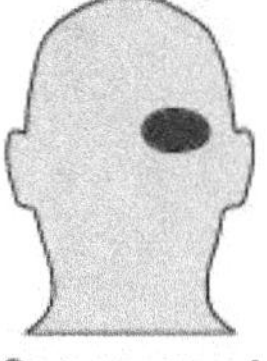
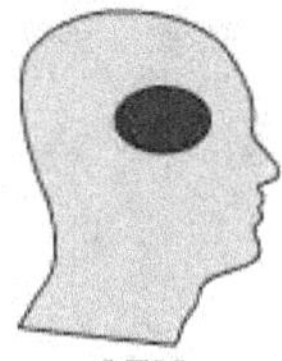

| Cou | Migraine | Sinus | Tension | Groupement | ATM |

DATE: _______________ **TEMPS [ ]:** __________ __________

☐ ☐ ☐ ☐ ☐ ☐

Sévérité de la douleur

1	2	3	4	5	6	7	8	9	10

Déclencheurs

☐ La faim	☐ Insomnie
☐ Lumières vives	☐ Maladie
☐ Café	☐ Fatigue
☐ Stress au travail	☐ Odeurs/ Parfums
☐ Strss à la maison	☐ Motion
☐ Repas sautés	☐ Fatigue des yeux
☐ Anxiété	☐ _______________

Mesures d'allègement

Médicament	
L'eau	
Sommeil	
Exercer	
Autres	
Autres	

Notes: _______________________________________

Livre de bord de la migraine

Livre de bord de la migraine

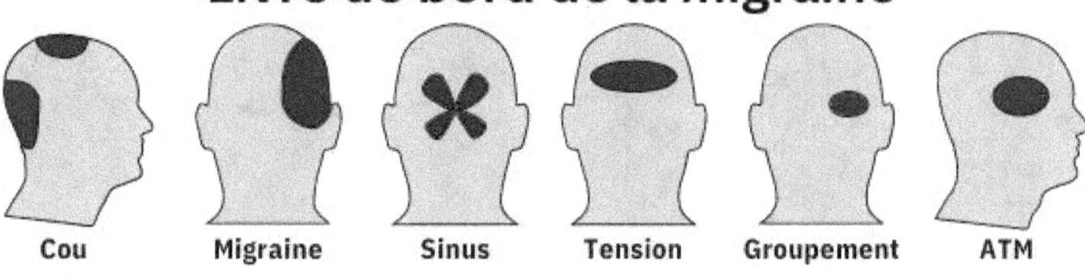

DATE: _______________   TEMPS [ ]: _________   _________

Sévérité de la douleur

1	2	3	4	5	6	7	8	9	10

Déclencheurs

☐ La faim	☐ Insomnie
☐ Lumières vives	☐ Maladie
☐ Café	☐ Fatigue
☐ Stress au travail	☐ Odeurs/ Parfums
☐ Strss à la maison	☐ Motion
☐ Repas sautés	☐ Fatigue des yeux
☐ Anxiété	☐ _______________

Mesures d'allègement

Médicament	
L'eau	
Sommeil	
Exercer	
Autres	
Autres	

Notes: _______________________________________

Livre de bord de la migraine

Livre de bord de la migraine

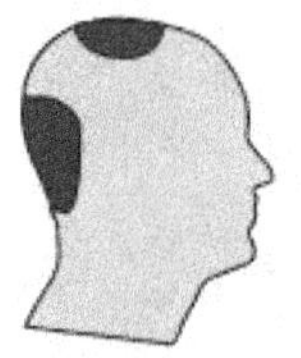 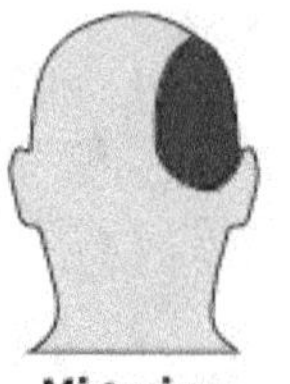 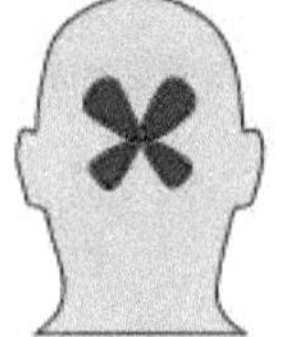 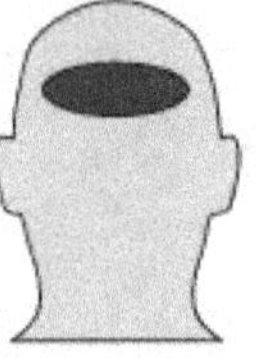 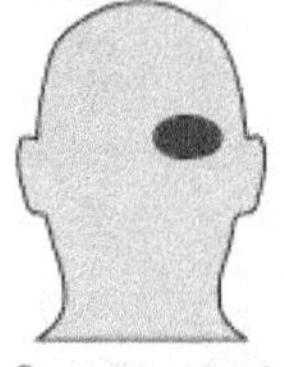 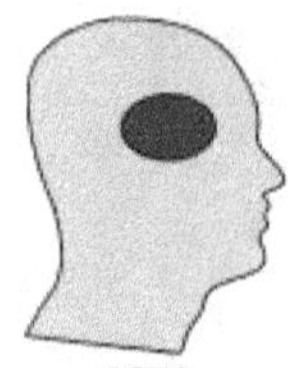

| Cou | Migraine | Sinus | Tension | Groupement | ATM |

DATE: _______________   **TEMPS [ ]:** _____________ ____________

☐   ☐   ☐   ☐   ☐   ☐   🌡 __________

Sévérité de la douleur

| 1 | 2 | 3 | 4 | 5 | 6 | 7 | 8 | 9 | 10 |

Déclencheurs

☐ La faim   ☐ Insomnie

☐ Lumières vives   ☐ Maladie

☐ Café   ☐ Fatigue

☐ Stress au travail   ☐ Odeurs/ Parfums

☐ Strss à la maison   ☐ Motion

☐ Repas sautés   ☐ Fatigue des yeux

☐ Anxiété   ☐ _______________

Mesures d'allègement

Médicament	
L'eau	
Sommeil	
Exercer	
Autres	
Autres	

Notes: _______________________

Livre de bord de la migraine

Livre de bord de la migraine

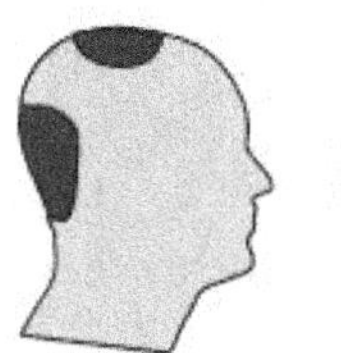
Cou

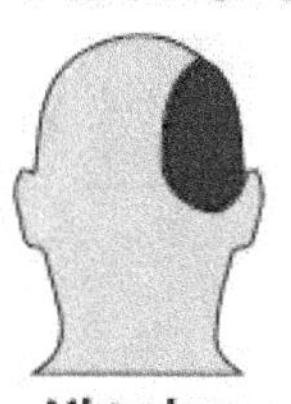
Migraine

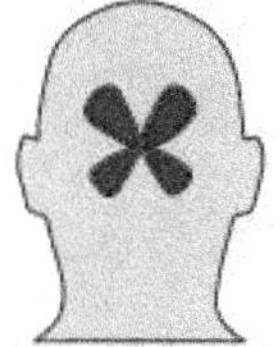
Sinus

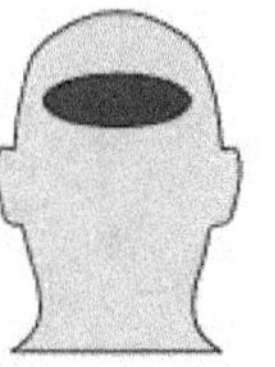
Tension

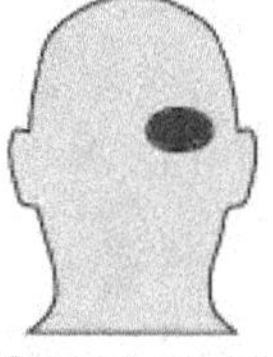
Groupement

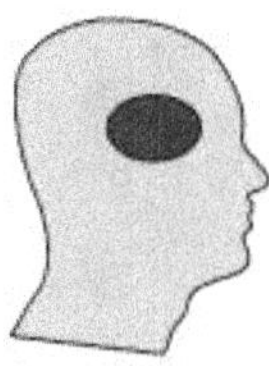
ATM

DATE: _______________   TEMPS [ ]: _________   _________

☐   ☐   ☐   ☐   ☐   ☐   _________

Sévérité de la douleur

1	2	3	4	5	6	7	8	9	10

Déclencheurs

☐ La faim   ☐ Insomnie

☐ Lumières vives   ☐ Maladie

☐ Café   ☐ Fatigue

☐ Stress au travail   ☐ Odeurs/ Parfums

☐ Strss à la maison   ☐ Motion

☐ Repas sautés   ☐ Fatigue des yeux

☐ Anxiété   ☐ _____________

Mesures d'allègement

Médicament	
L'eau	
Sommeil	
Exercer	
Autres	
Autres	

Notes: _____________________________________

Livre de bord de la migraine

Livre de bord de la migraine

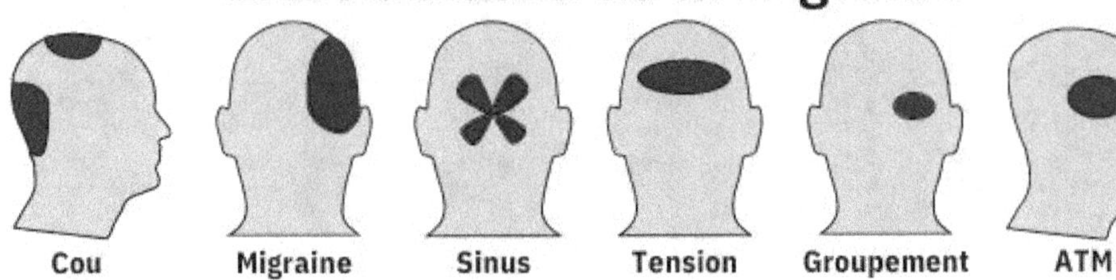

DATE: _______________   TEMPS [ ]: _______________   _______________

Sévérité de la douleur

1	2	3	4	5	6	7	8	9	10

Déclencheurs

☐ La faim   ☐ Insomnie

☐ Lumières vives   ☐ Maladie

☐ Café   ☐ Fatigue

☐ Stress au travail   ☐ Odeurs/ Parfums

☐ Strss à la maison   ☐ Motion

☐ Repas sautés   ☐ Fatigue des yeux

☐ Anxiété   ☐ _______________

Mesures d'allègement

Médicament	
L'eau	
Sommeil	
Exercer	
Autres	
Autres	

Notes: _______________

Livre de bord de la migraine

Livre de bord de la migraine

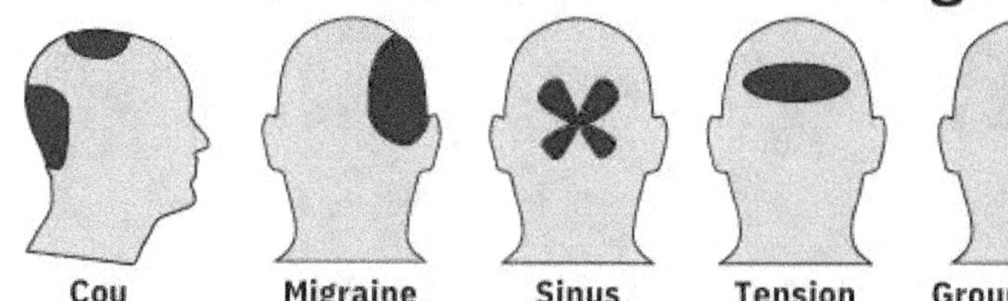
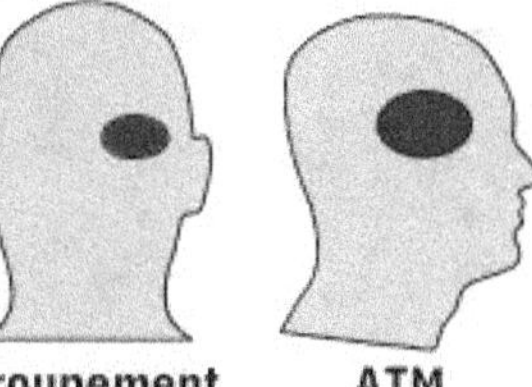

DATE: ________________   TEMPS [ ]: __________   __________

Sévérité de la douleur

1	2	3	4	5	6	7	8	9	10

Déclencheurs

- ☐ La faim
- ☐ Lumières vives
- ☐ Café
- ☐ Stress au travail
- ☐ Strss à la maison
- ☐ Repas sautés
- ☐ Anxiété

- ☐ Insomnie
- ☐ Maladie
- ☐ Fatigue
- ☐ Odeurs/ Parfums
- ☐ Motion
- ☐ Fatigue des yeux
- ☐ ________________

Mesures d'allègement

Médicament	
L'eau	
Sommeil	
Exercer	
Autres	
Autres	

Notes: ________________________

Livre de bord de la migraine

Livre de bord de la migraine

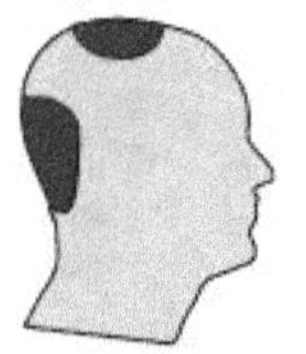 Cou

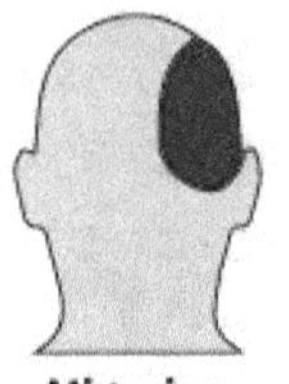 Migraine

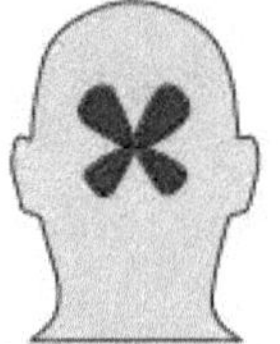 Sinus

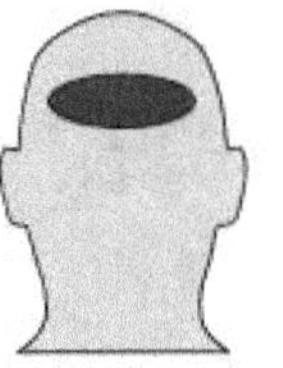 Tension

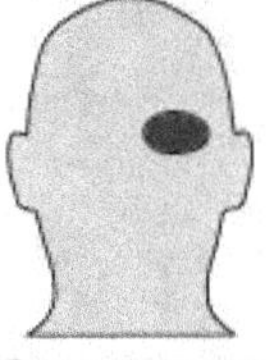 Groupement

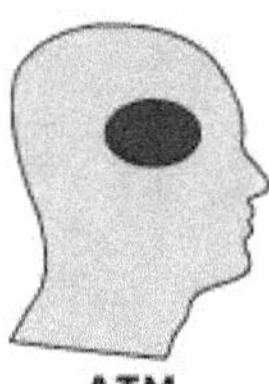 ATM

DATE: _____________ TEMPS [ ]: _____________ _____________

☐ ☐ ☐ ☐ ☐ ☐

Sévérité de la douleur

1	2	3	4	5	6	7	8	9	10

Déclencheurs

☐ La faim ☐ Insomnie

☐ Lumières vives ☐ Maladie

☐ Café ☐ Fatigue

☐ Stress au travail ☐ Odeurs/ Parfums

☐ Strss à la maison ☐ Motion

☐ Repas sautés ☐ Fatigue des yeux

☐ Anxiété ☐ _____________

Mesures d'allègement

Médicament	
L'eau	
Sommeil	
Exercer	
Autres	
Autres	

Notes: _____________

Livre de bord de la migraine

Livre de bord de la migraine

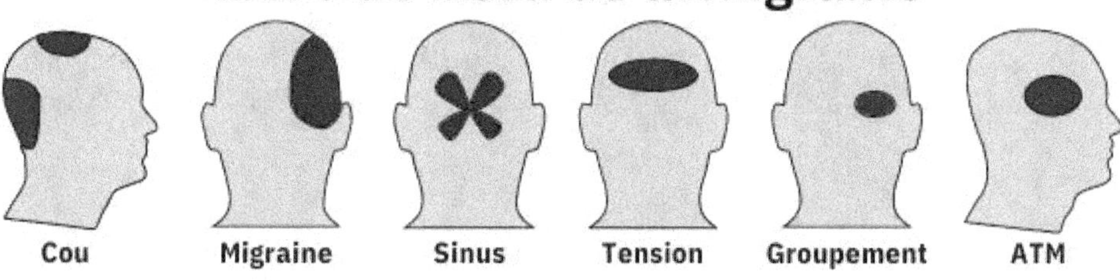

DATE: _______________   TEMPS [ ]: _________   _________

☐   ☐   ☐   ☐   ☐   ☐

Sévérité de la douleur

1	2	3	4	5	6	7	8	9	10

Déclencheurs

☐ La faim   ☐ Insomnie

☐ Lumières vives   ☐ Maladie

☐ Café   ☐ Fatigue

☐ Stress au travail   ☐ Odeurs/ Parfums

☐ Strss à la maison   ☐ Motion

☐ Repas sautés   ☐ Fatigue des yeux

☐ Anxiété   ☐ _______________

Mesures d'allègement

Médicament	
L'eau	
Sommeil	
Exercer	
Autres	
Autres	

Notes: _______________________________________

Livre de bord de la migraine

Livre de bord de la migraine

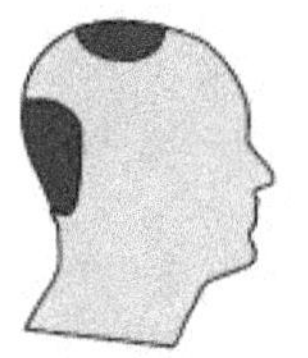
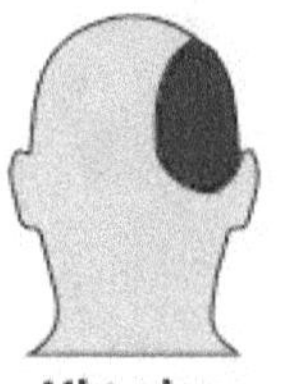
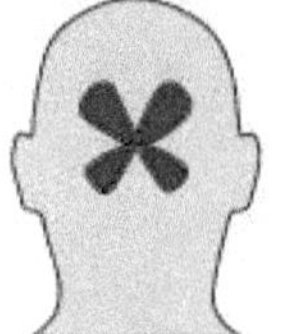
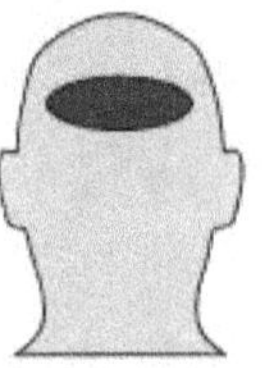
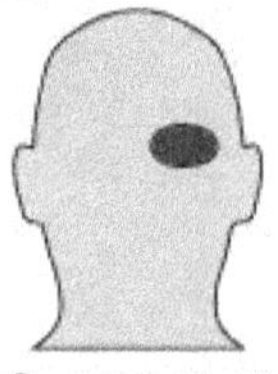
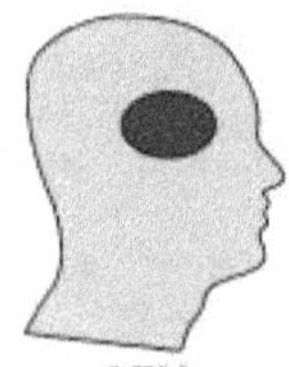

Cou	Migraine	Sinus	Tension	Groupement	ATM

DATE: ________________   TEMPS [ ]: __________ __________

☐   ☐   ☐   ☐   ☐   ☐

Sévérité de la douleur

1	2	3	4	5	6	7	8	9	10

Déclencheurs

☐ La faim ☐ Insomnie

☐ Lumières vives ☐ Maladie

☐ Café ☐ Fatigue

☐ Stress au travail ☐ Odeurs/ Parfums

☐ Strss à la maison ☐ Motion

☐ Repas sautés ☐ Fatigue des yeux

☐ Anxiété ☐ ________________

Mesures d'allègement

Médicament	
L'eau	
Sommeil	
Exercer	
Autres	
Autres	

Notes: ________________________________

Livre de bord de la migraine

Livre de bord de la migraine

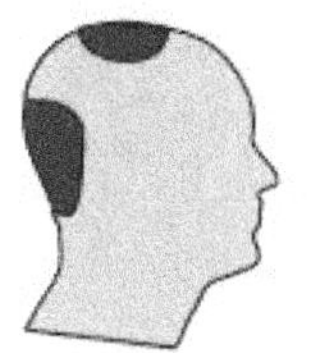 Cou
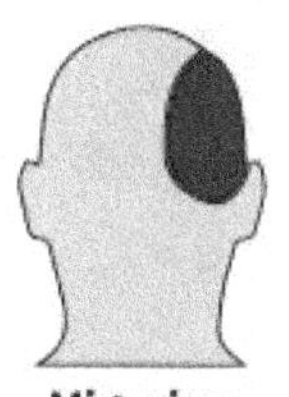 Migraine
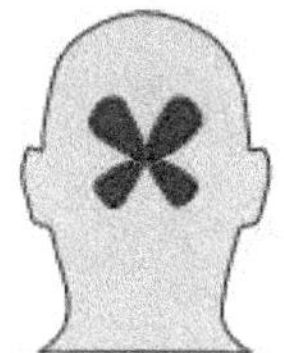 Sinus
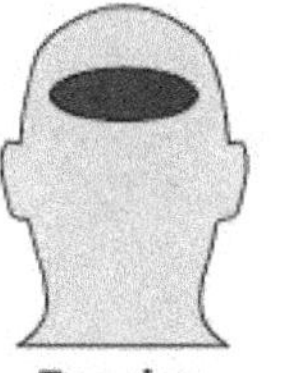 Tension
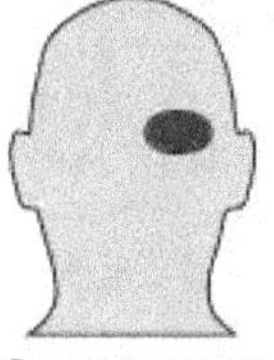 Groupement
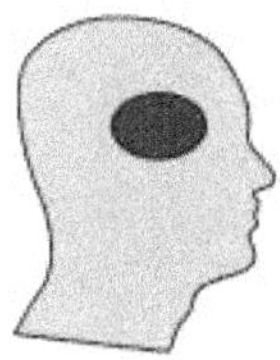 ATM

DATE: _______________   TEMPS [ ]: _______________

☐ ☐ ☐ ☐ ☐ ☐   🌡 _______________

Sévérité de la douleur

1	2	3	4	5	6	7	8	9	10

Déclencheurs

☐ La faim   ☐ Insomnie

☐ Lumières vives   ☐ Maladie

☐ Café   ☐ Fatigue

☐ Stress au travail   ☐ Odeurs/ Parfums

☐ Strss à la maison   ☐ Motion

☐ Repas sautés   ☐ Fatigue des yeux

☐ Anxiété   ☐ _______________

Mesures d'allègement

Médicament	
L'eau	
Sommeil	
Exercer	
Autres	
Autres	

Notes: _______________________

Livre de bord de la migraine

Livre de bord de la migraine

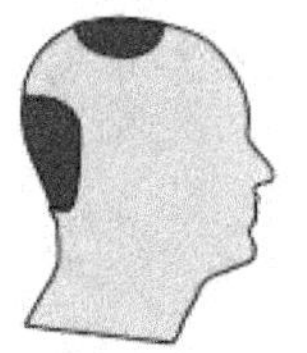 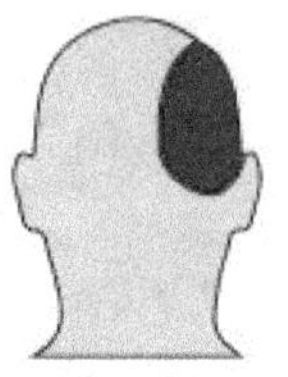 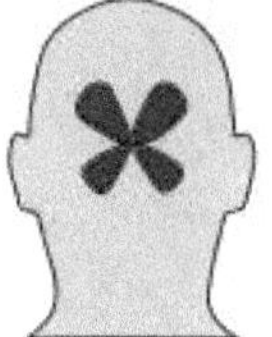 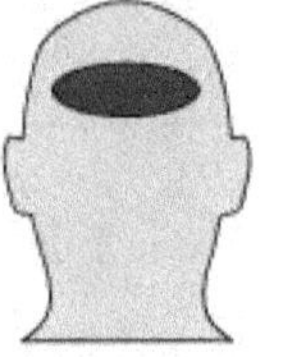 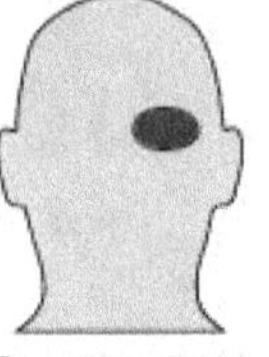 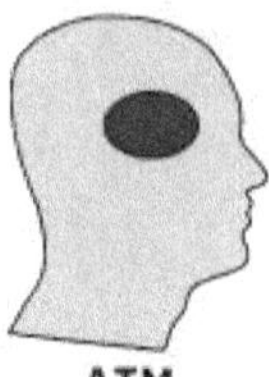

| Cou | Migraine | Sinus | Tension | Groupement | ATM |

DATE: _______________ **TEMPS [ ]:** __________ __________

☐ ☐ ☐ ☐ ☐ ☐ 🌡 __________

Sévérité de la douleur

1	2	3	4	5	6	7	8	9	10

Déclencheurs

☐ La faim   ☐ Insomnie

☐ Lumières vives   ☐ Maladie

☐ Café   ☐ Fatigue

☐ Stress au travail   ☐ Odeurs/ Parfums

☐ Strss à la maison   ☐ Motion

☐ Repas sautés   ☐ Fatigue des yeux

☐ Anxiété   ☐ __________________

Mesures d'allègement

Médicament	
L'eau	
Sommeil	
Exercer	
Autres	
Autres	

Notes: ___________________________________

Livre de bord de la migraine

Livre de bord de la migraine

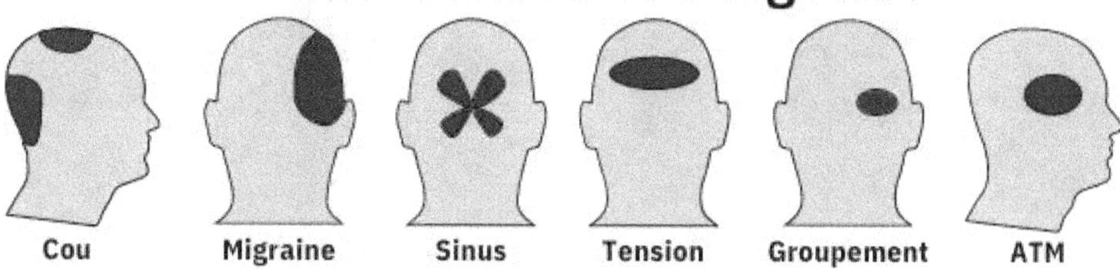

Cou	Migraine	Sinus	Tension	Groupement	ATM

DATE: _______________   TEMPS [ ]: _______________ _______________

☐ ☐ ☐ ☐ ☐ ☐ 🌡 _______________

Sévérité de la douleur

1	2	3	4	5	6	7	8	9	10

Déclencheurs

☐ La faim   ☐ Insomnie

☐ Lumières vives   ☐ Maladie

☐ Café   ☐ Fatigue

☐ Stress au travail   ☐ Odeurs/ Parfums

☐ Strss à la maison   ☐ Motion

☐ Repas sautés   ☐ Fatigue des yeux

☐ Anxiété   ☐ _______________

Mesures d'allègement

Médicament	
L'eau	
Sommeil	
Exercer	
Autres	
Autres	

Notes: _______________________________________

Livre de bord de la migraine

Livre de bord de la migraine

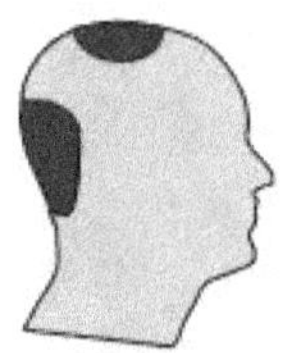
Cou

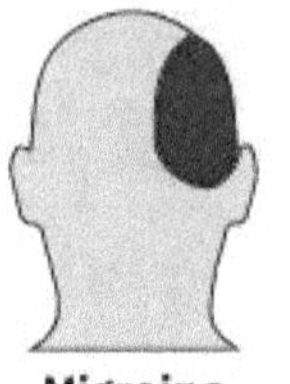
Migraine

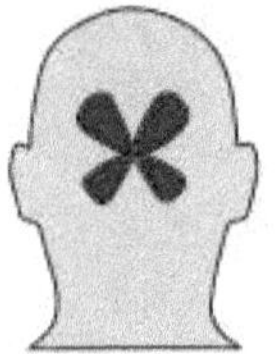
Sinus

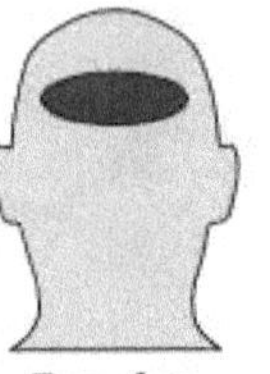
Tension

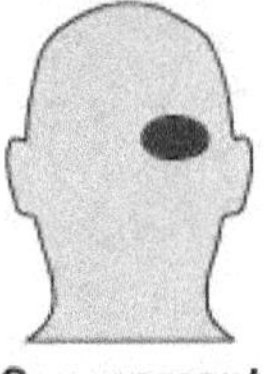
Groupement

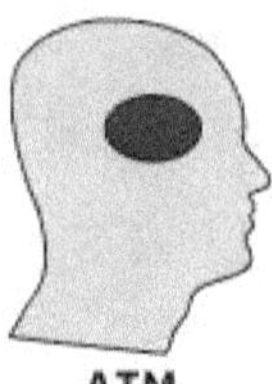
ATM

DATE: _______________   TEMPS [ ]: _______________   _______________

☐ ☐ ☐ ☐ ☐ ☐ _______________

Sévérité de la douleur

1	2	3	4	5	6	7	8	9	10

Déclencheurs

☐ La faim	☐ Insomnie
☐ Lumières vives	☐ Maladie
☐ Café	☐ Fatigue
☐ Stress au travail	☐ Odeurs/ Parfums
☐ Strss à la maison	☐ Motion
☐ Repas sautés	☐ Fatigue des yeux
☐ Anxiété	☐ _______________

Mesures d'allègement

Médicament	
L'eau	
Sommeil	
Exercer	
Autres	
Autres	

Notes: _______________

Livre de bord de la migraine

Livre de bord de la migraine

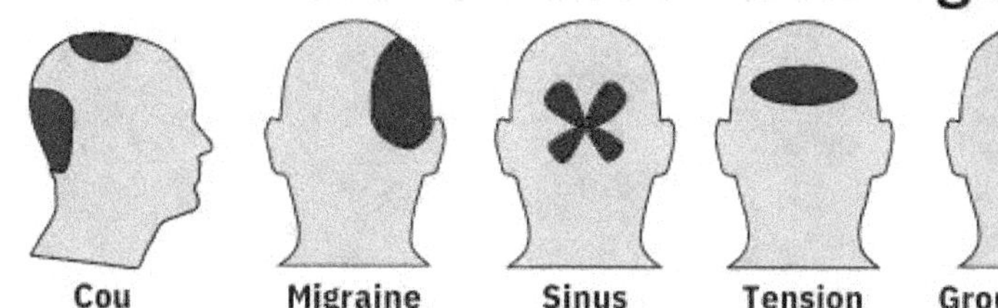
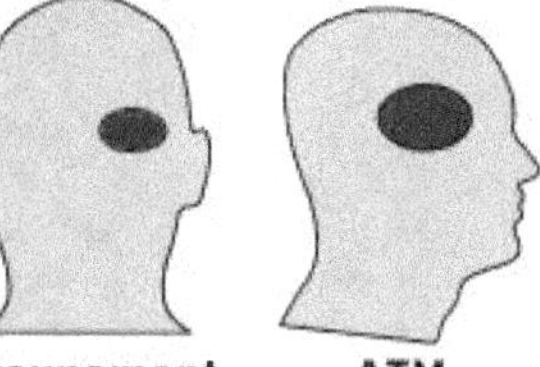

DATE: _______________ TEMPS [ ]: _______________

Sévérité de la douleur

1	2	3	4	5	6	7	8	9	10

Déclencheurs

☐ La faim ☐ Insomnie

☐ Lumières vives ☐ Maladie

☐ Café ☐ Fatigue

☐ Stress au travail ☐ Odeurs/ Parfums

☐ Strss à la maison ☐ Motion

☐ Repas sautés ☐ Fatigue des yeux

☐ Anxiété ☐ _______________

Mesures d'allègement

Médicament	
L'eau	
Sommeil	
Exercer	
Autres	
Autres	

Notes: _______________

Livre de bord de la migraine

Livre de bord de la migraine

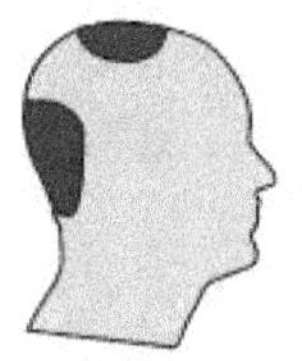
Cou

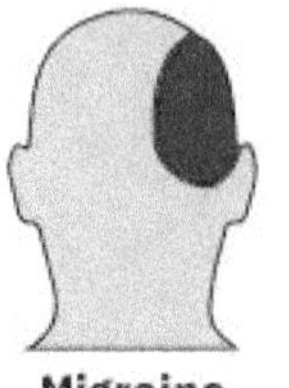
Migraine

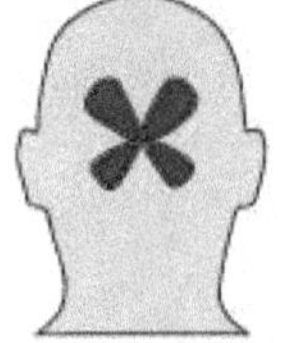
Sinus

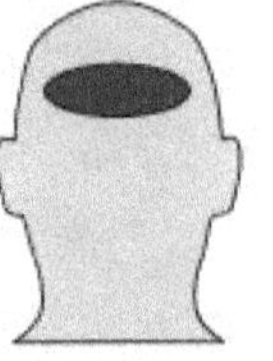
Tension

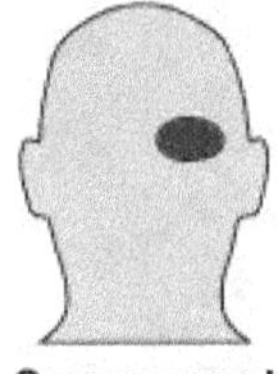
Groupement

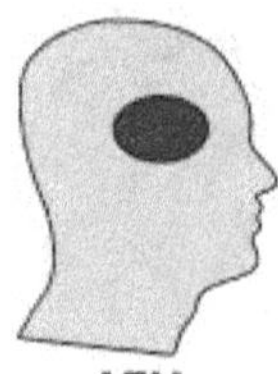
ATM

DATE: _______________ **TEMPS [ ]:** _______________ _______________

☐ ☐ ☐ ☐ ☐ ☐

Sévérité de la douleur

1	2	3	4	5	6	7	8	9	10

Déclencheurs

☐ La faim ☐ Insomnie

☐ Lumières vives ☐ Maladie

☐ Café ☐ Fatigue

☐ Stress au travail ☐ Odeurs/ Parfums

☐ Strss à la maison ☐ Motion

☐ Repas sautés ☐ Fatigue des yeux

☐ Anxiété ☐ _______________

Mesures d'allègement

Médicament	
L'eau	
Sommeil	
Exercer	
Autres	
Autres	

Notes: _______________

Livre de bord de la migraine

Livre de bord de la migraine

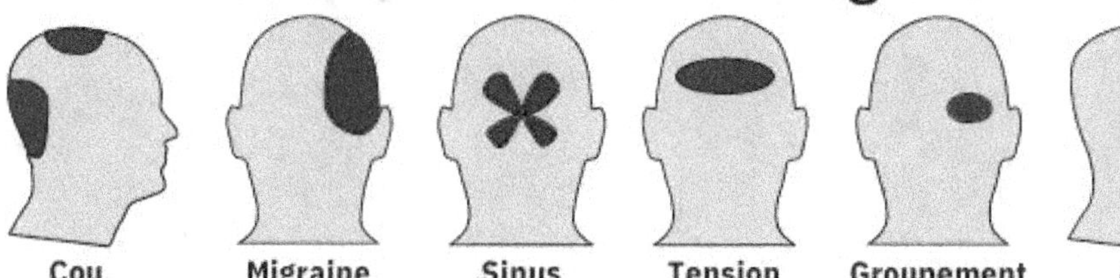

DATE: _______________ TEMPS [ ]: _______________ _______________

☐ ☐ ☐ ☐ ☐ ☐ 🌡 _______________

Sévérité de la douleur

1	2	3	4	5	6	7	8	9	10

Déclencheurs

☐ La faim	☐ Insomnie
☐ Lumières vives	☐ Maladie
☐ Café	☐ Fatigue
☐ Stress au travail	☐ Odeurs/ Parfums
☐ Strss à la maison	☐ Motion
☐ Repas sautés	☐ Fatigue des yeux
☐ Anxiété	☐ _______________

Mesures d'allègement

Médicament	
L'eau	
Sommeil	
Exercer	
Autres	
Autres	

Notes: _______________________________

Livre de bord de la migraine

Livre de bord de la migraine

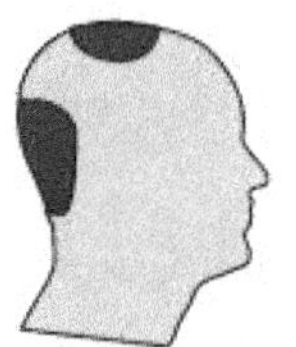 Cou

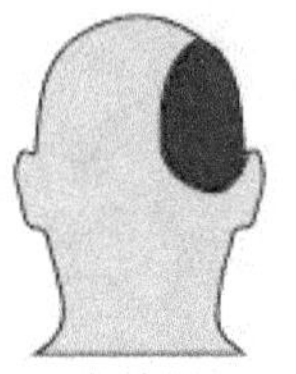 Migraine

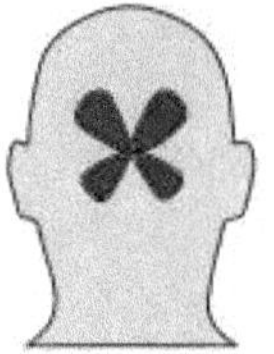 Sinus

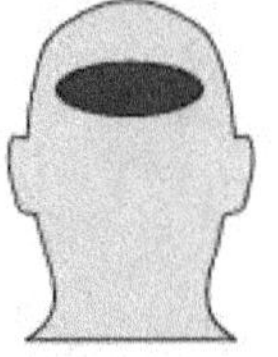 Tension

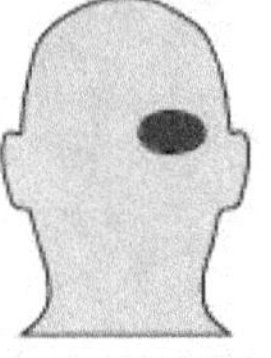 Groupement

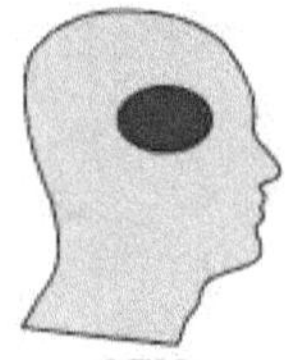 ATM

DATE: _______________   TEMPS [ ]: _____________   _____________

☐   ☐   ☐   ☐   ☐   ☐   🌡 _______________

Sévérité de la douleur

1	2	3	4	5	6	7	8	9	10

Déclencheurs

☐ La faim	☐ Insomnie
☐ Lumières vives	☐ Maladie
☐ Café	☐ Fatigue
☐ Stress au travail	☐ Odeurs/ Parfums
☐ Strss à la maison	☐ Motion
☐ Repas sautés	☐ Fatigue des yeux
☐ Anxiété	☐ _______________

Mesures d'allègement

Médicament	
L'eau	
Sommeil	
Exercer	
Autres	
Autres	

Notes: _________________________________

Livre de bord de la migraine

Livre de bord de la migraine

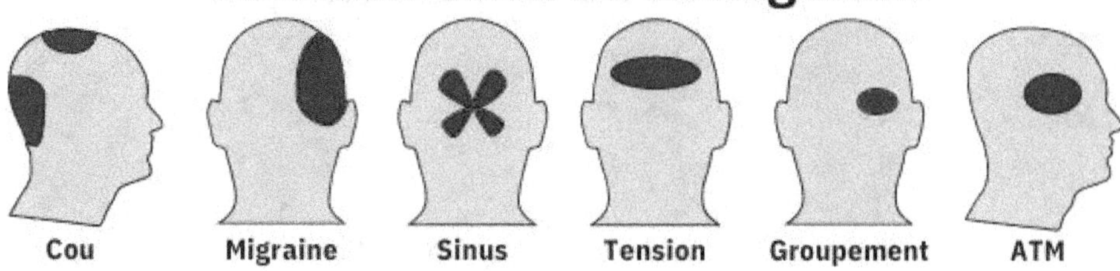

DATE: _______________   **TEMPS [ ]:** __________   __________

Sévérité de la douleur

1	2	3	4	5	6	7	8	9	10

Déclencheurs

- ☐ La faim
- ☐ Lumières vives
- ☐ Café
- ☐ Stress au travail
- ☐ Strss à la maison
- ☐ Repas sautés
- ☐ Anxiété

- ☐ Insomnie
- ☐ Maladie
- ☐ Fatigue
- ☐ Odeurs/ Parfums
- ☐ Motion
- ☐ Fatigue des yeux
- ☐ _______________

Mesures d'allègement

Médicament	
L'eau	
Sommeil	
Exercer	
Autres	
Autres	

Notes: _______________________________________

Livre de bord de la migraine

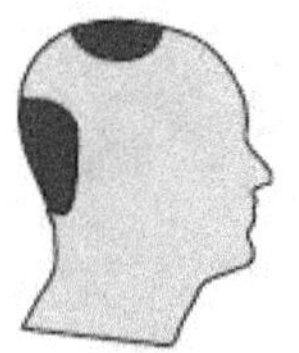 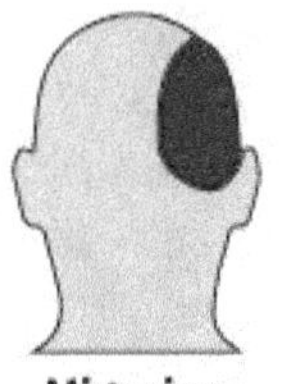 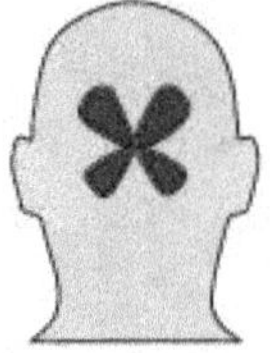 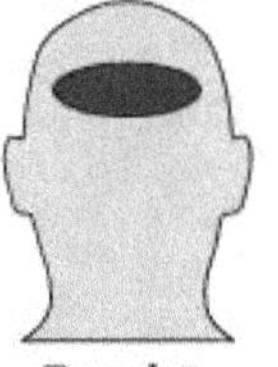 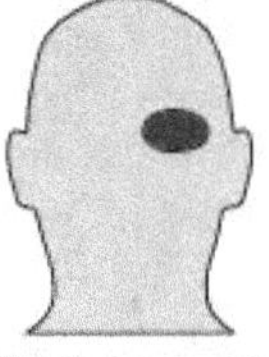 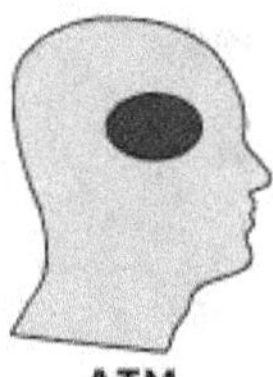

Cou	Migraine	Sinus	Tension	Groupement	ATM

DATE: _______________   TEMPS [ ]: __________   __________

☐ ☐ ☐ ☐ ☐ ☐   🌡 _______

Sévérité de la douleur

1	2	3	4	5	6	7	8	9	10

Déclencheurs

☐ La faim   ☐ Insomnie

☐ Lumières vives   ☐ Maladie

☐ Café   ☐ Fatigue

☐ Stress au travail   ☐ Odeurs/ Parfums

☐ Strss à la maison   ☐ Motion

☐ Repas sautés   ☐ Fatigue des yeux

☐ Anxiété   ☐ _______________

Mesures d'allègement

Médicament	
L'eau	
Sommeil	
Exercer	
Autres	
Autres	

Notes: _______________________________________

Livre de bord de la migraine

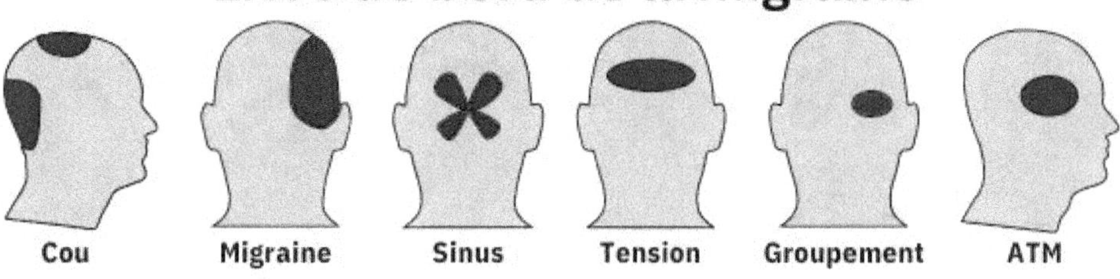

DATE: _______________   TEMPS [ ]: _________   _________

☐   ☐   ☐   ☐   ☐   ☐

Sévérité de la douleur

1	2	3	4	5	6	7	8	9	10

Déclencheurs

☐ La faim	☐ Insomnie
☐ Lumières vives	☐ Maladie
☐ Café	☐ Fatigue
☐ Stress au travail	☐ Odeurs/ Parfums
☐ Strss à la maison	☐ Motion
☐ Repas sautés	☐ Fatigue des yeux
☐ Anxiété	☐ _______________

Mesures d'allègement

Médicament	
L'eau	
Sommeil	
Exercer	
Autres	
Autres	

Notes: _______________________________________

Livre de bord de la migraine

Livre de bord de la migraine

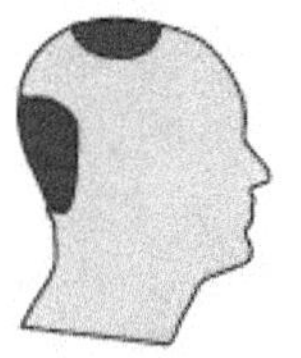
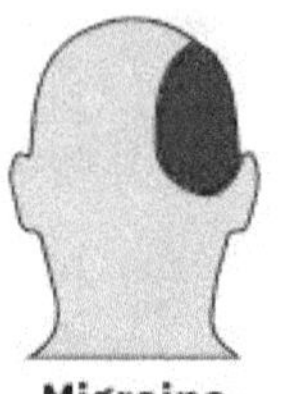
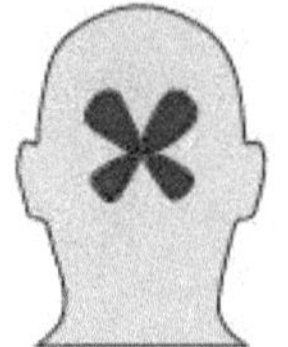
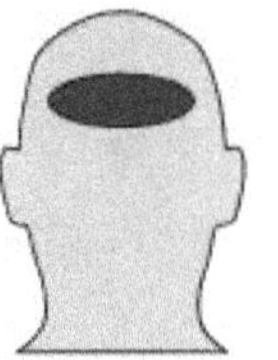
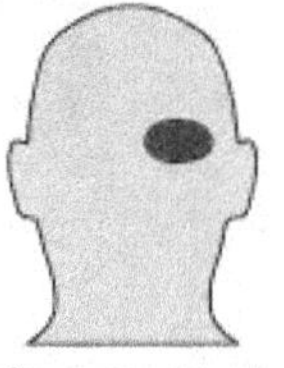
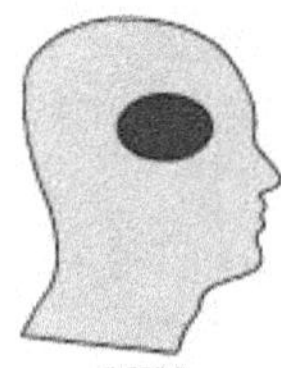

Cou	Migraine	Sinus	Tension	Groupement	ATM

DATE: _______________   TEMPS [ ]: _________ _________

☐ ☐ ☐ ☐ ☐ ☐   _________

Sévérité de la douleur

1	2	3	4	5	6	7	8	9	10

Déclencheurs

☐ La faim   ☐ Insomnie

☐ Lumières vives   ☐ Maladie

☐ Café   ☐ Fatigue

☐ Stress au travail   ☐ Odeurs/ Parfums

☐ Strss à la maison   ☐ Motion

☐ Repas sautés   ☐ Fatigue des yeux

☐ Anxiété   ☐ ________________

Mesures d'allègement

Médicament	
L'eau	
Sommeil	
Exercer	
Autres	
Autres	

Notes: _______________

Livre de bord de la migraine

Livre de bord de la migraine

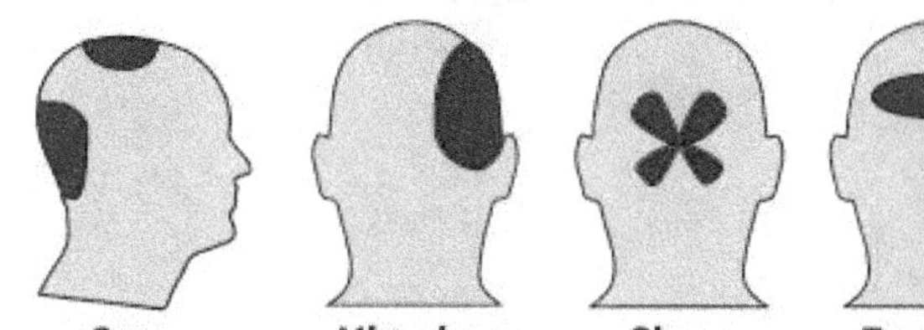
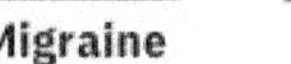
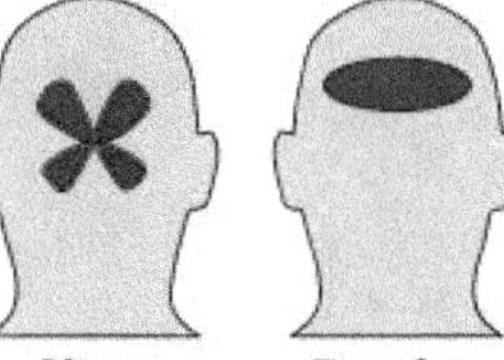
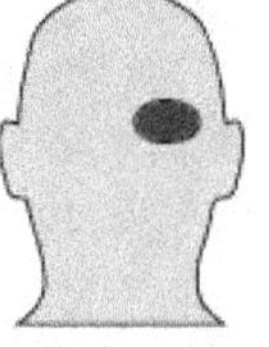
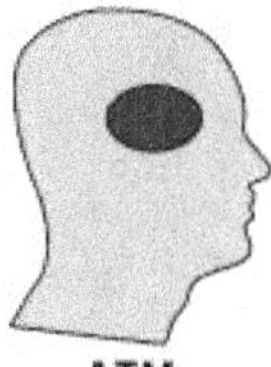

| Cou | Migraine | Sinus | Tension | Groupement | ATM |

DATE: _______________ **TEMPS [ ]:** _________ _________

☐ ☐ ☐ ☐ ☐ ☐ 🌡 _________

Sévérité de la douleur

1	2	3	4	5	6	7	8	9	10

Déclencheurs

☐ La faim	☐ Insomnie
☐ Lumières vives	☐ Maladie
☐ Café	☐ Fatigue
☐ Stress au travail	☐ Odeurs/ Parfums
☐ Strss à la maison	☐ Motion
☐ Repas sautés	☐ Fatigue des yeux
☐ Anxiété	☐ _______________

Mesures d'allègement

Médicament	
L'eau	
Sommeil	
Exercer	
Autres	
Autres	

Notes: _______________________________

Livre de bord de la migraine

Livre de bord de la migraine

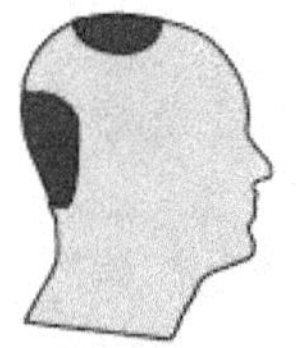
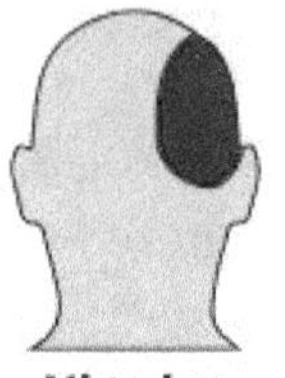
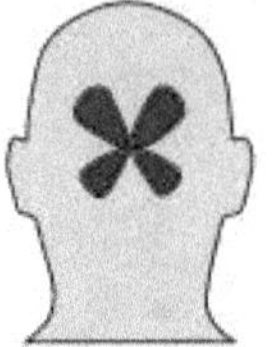
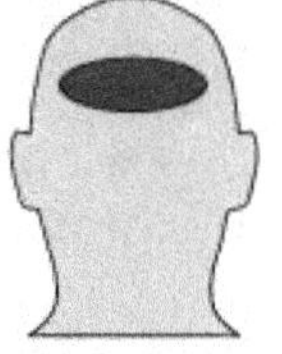
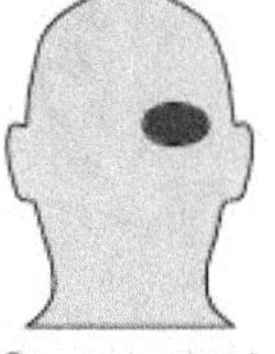
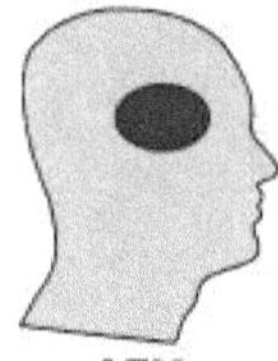

| Cou | Migraine | Sinus | Tension | Groupement | ATM |

DATE: _________________   TEMPS [ ]: _________________

☐ ☐ ☐ ☐ ☐ ☐   🌡 _______

Sévérité de la douleur

| 1 | 2 | 3 | 4 | 5 | 6 | 7 | 8 | 9 | 10 |

Déclencheurs

☐ La faim		☐ Insomnie	
☐ Lumières vives		☐ Maladie	
☐ Café		☐ Fatigue	
☐ Stress au travail		☐ Odeurs/ Parfums	
☐ Strss à la maison		☐ Motion	
☐ Repas sautés		☐ Fatigue des yeux	
☐ Anxiété		☐ _______________	

Mesures d'allègement

Médicament	
L'eau	
Sommeil	
Exercer	
Autres	
Autres	

Notes: _______________________________

Livre de bord de la migraine

Livre de bord de la migraine

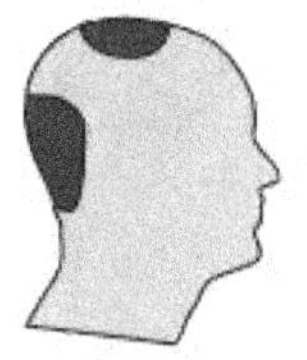 Cou
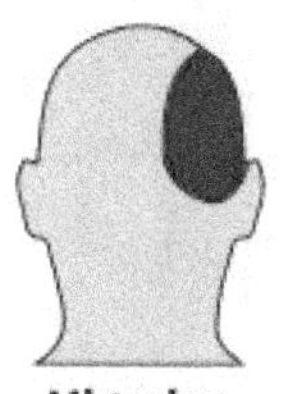 Migraine
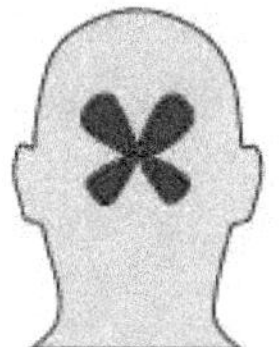 Sinus
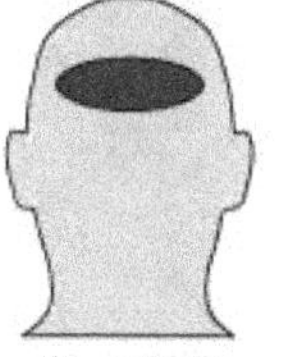 Tension
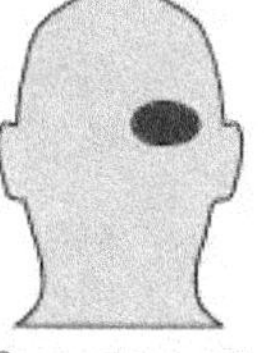 Groupement
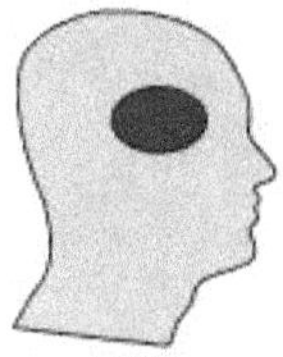 ATM

DATE: _______________ **TEMPS [ ]:** _______________

Sévérité de la douleur

1	2	3	4	5	6	7	8	9	10

Déclencheurs

☐ La faim	☐ Insomnie
☐ Lumières vives	☐ Maladie
☐ Café	☐ Fatigue
☐ Stress au travail	☐ Odeurs/ Parfums
☐ Strss à la maison	☐ Motion
☐ Repas sautés	☐ Fatigue des yeux
☐ Anxiété	☐ _____________

Mesures d'allègement

Médicament	
L'eau	
Sommeil	
Exercer	
Autres	
Autres	

Notes: _______________________________________

Livre de bord de la migraine

Livre de bord de la migraine

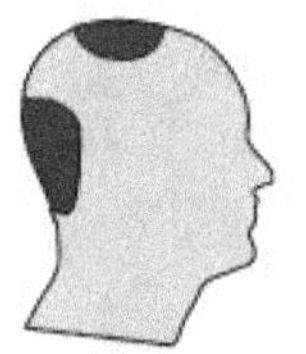 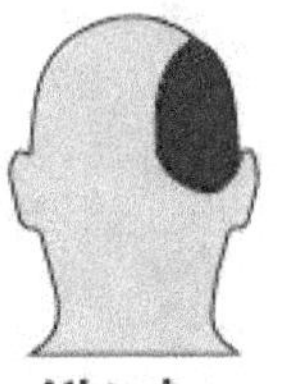 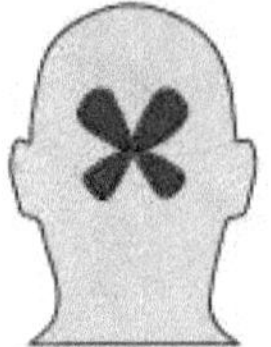 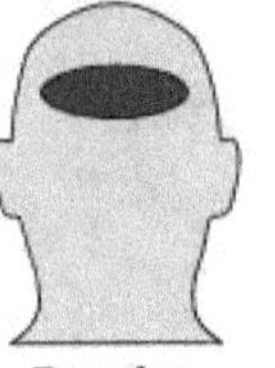 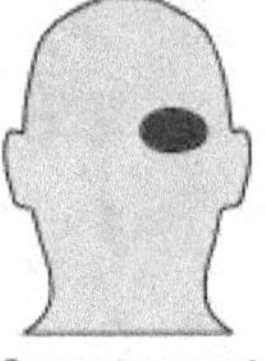 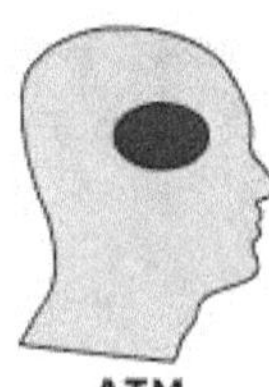

| Cou | Migraine | Sinus | Tension | Groupement | ATM |

DATE: _______________   **TEMPS [ ]:** _________ _________

Sévérité de la douleur

1	2	3	4	5	6	7	8	9	10

Déclencheurs

☐ La faim   ☐ Insomnie

☐ Lumières vives   ☐ Maladie

☐ Café   ☐ Fatigue

☐ Stress au travail ☐ Odeurs/ Parfums

☐ Strss à la maison ☐ Motion

☐ Repas sautés   ☐ Fatigue des yeux

☐ Anxiété   ☐ _______________

Mesures d'allègement

Médicament	
L'eau	
Sommeil	
Exercer	
Autres	
Autres	

Notes: _______________________

Livre de bord de la migraine

Livre de bord de la migraine

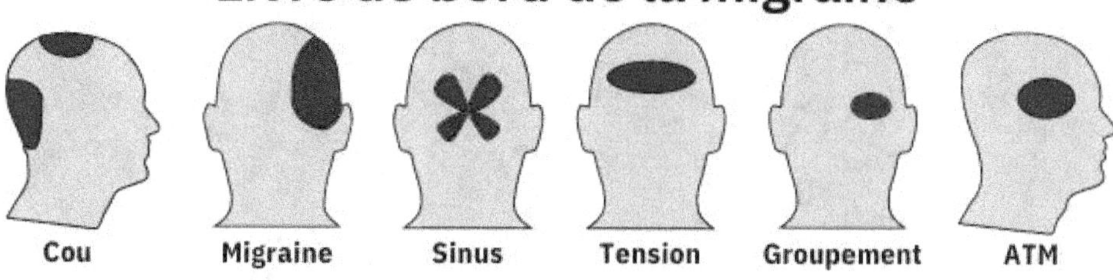

DATE: _______________   TEMPS [ ]: _______________ _______________

Sévérité de la douleur

1	2	3	4	5	6	7	8	9	10

Déclencheurs

☐ La faim	☐ Insomnie
☐ Lumières vives	☐ Maladie
☐ Café	☐ Fatigue
☐ Stress au travail	☐ Odeurs/ Parfums
☐ Strss à la maison	☐ Motion
☐ Repas sautés	☐ Fatigue des yeux
☐ Anxiété	☐ _______________

Mesures d'allègement

Médicament	
L'eau	
Sommeil	
Exercer	
Autres	
Autres	

Notes: ____

Livre de bord de la migraine

Livre de bord de la migraine

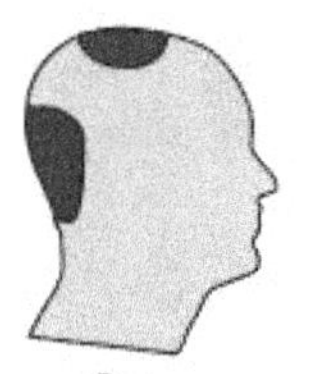
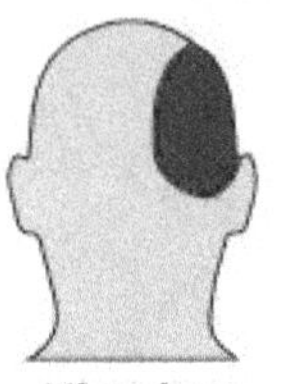
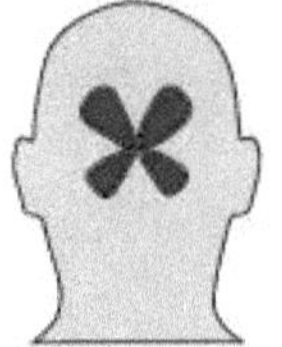
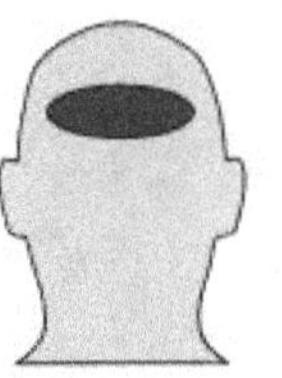
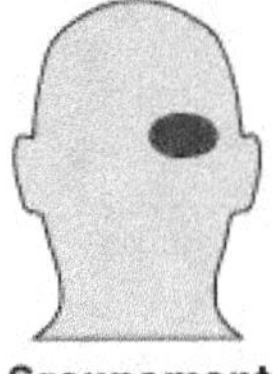
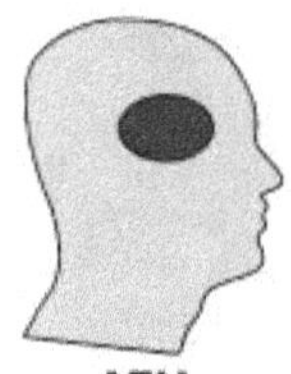

| Cou | Migraine | Sinus | Tension | Groupement | ATM |

DATE: _______________ TEMPS [ ]: _______________ _______________

☐   ☐   ☐   ☐   ☐   ☐

Sévérité de la douleur

1	2	3	4	5	6	7	8	9	10

Déclencheurs

☐ La faim   ☐ Insomnie

☐ Lumières vives   ☐ Maladie

☐ Café   ☐ Fatigue

☐ Stress au travail   ☐ Odeurs/ Parfums

☐ Strss à la maison   ☐ Motion

☐ Repas sautés   ☐ Fatigue des yeux

☐ Anxiété   ☐ _______________

Mesures d'allègement

Médicament	
L'eau	
Sommeil	
Exercer	
Autres	
Autres	

Notes: _______________

Livre de bord de la migraine

Livre de bord de la migraine

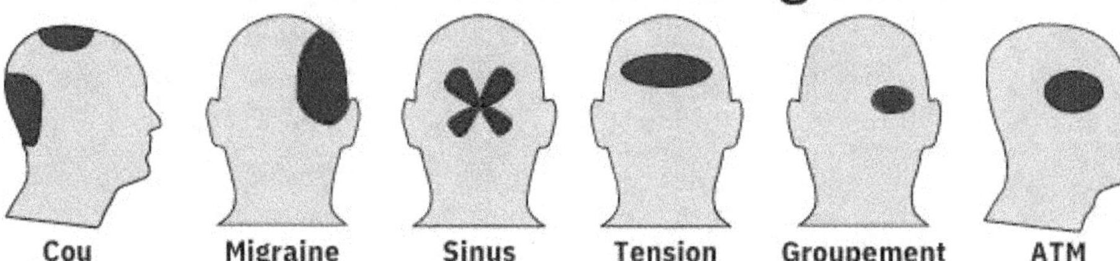

DATE: _______________ TEMPS [ ]: _______________

Sévérité de la douleur

1	2	3	4	5	6	7	8	9	10

Déclencheurs

- ☐ La faim
- ☐ Lumières vives
- ☐ Café
- ☐ Stress au travail
- ☐ Strss à la maison
- ☐ Repas sautés
- ☐ Anxiété

- ☐ Insomnie
- ☐ Maladie
- ☐ Fatigue
- ☐ Odeurs/ Parfums
- ☐ Motion
- ☐ Fatigue des yeux
- ☐ _______________

Mesures d'allègement

Médicament	
L'eau	
Sommeil	
Exercer	
Autres	
Autres	

Notes: _______________

Livre de bord de la migraine

Livre de bord de la migraine

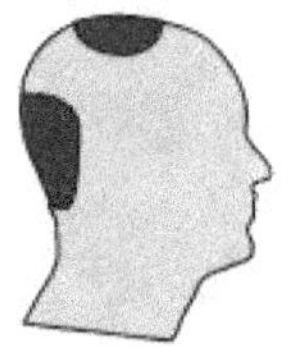 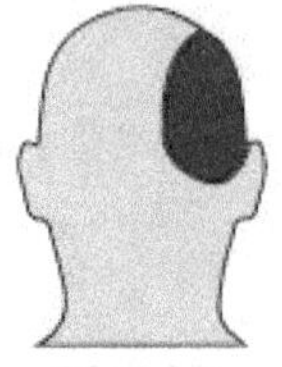 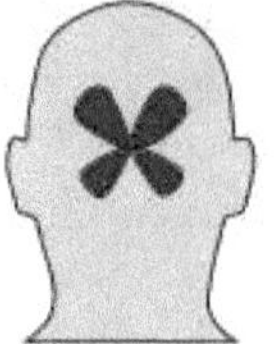 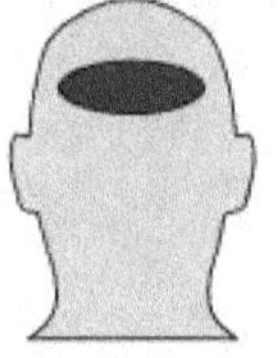 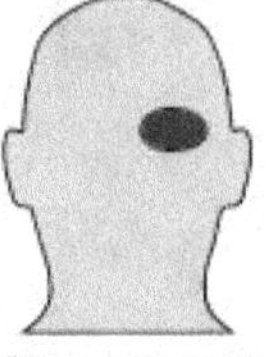 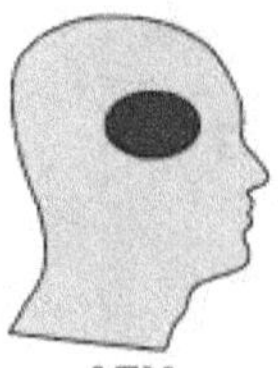

| Cou | Migraine | Sinus | Tension | Groupement | ATM |

DATE: _______________   TEMPS [ ]: _____________ _____________

☐ ☐ ☐ ☐ ☐ ☐

Sévérité de la douleur

1	2	3	4	5	6	7	8	9	10

Déclencheurs

☐ La faim   ☐ Insomnie

☐ Lumières vives   ☐ Maladie

☐ Café   ☐ Fatigue

☐ Stress au travail   ☐ Odeurs/ Parfums

☐ Strss à la maison   ☐ Motion

☐ Repas sautés   ☐ Fatigue des yeux

☐ Anxiété   ☐ _______________

Mesures d'allègement

Médicament	
L'eau	
Sommeil	
Exercer	
Autres	
Autres	

Notes: _______________________________

Livre de bord de la migraine

Livre de bord de la migraine

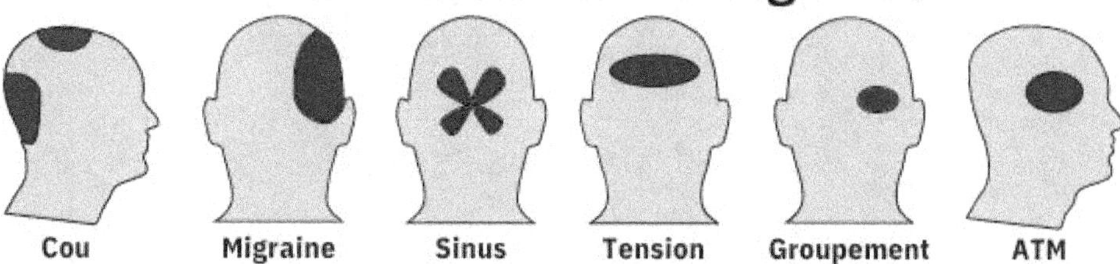

DATE: ______________________   **TEMPS [ ]:** ______________   ______________

Sévérité de la douleur

1	2	3	4	5	6	7	8	9	10

Déclencheurs

☐ La faim		☐ Insomnie	
☐ Lumières vives		☐ Maladie	
☐ Café		☐ Fatigue	
☐ Stress au travail		☐ Odeurs/ Parfums	
☐ Strss à la maison		☐ Motion	
☐ Repas sautés		☐ Fatigue des yeux	
☐ Anxiété		☐ ______________	

Mesures d'allègement

Médicament	
L'eau	
Sommeil	
Exercer	
Autres	
Autres	

Notes: ____

Livre de bord de la migraine